2021年全国示范性老年友好型社区
典型案例集

国家卫生健康委老龄健康司
中国健康教育中心　编著

人民卫生出版社
·北京·

图书在版编目（CIP）数据

2021 年全国示范性老年友好型社区典型案例集 / 国家卫生健康委老龄健康司，中国健康教育中心编著 . —北京：人民卫生出版社，2023.1

ISBN 978-7-117-34373-2

Ⅰ. ①2… Ⅱ. ①国…②中… Ⅲ. ①老年人 —社区建设 —案例 —中国 —2021 Ⅳ. ①D669.6

中国版本图书馆 CIP 数据核字（2022）第 258526 号

人卫智网	www.ipmph.com	医学教育、学术、考试、健康，购书智慧智能综合服务平台
人卫官网	www.pmph.com	人卫官方资讯发布平台

2021 年全国示范性老年友好型社区典型案例集

2021 Nian Quanguo Shifanxing Laonian Youhaoxing Shequ Dianxing Anliji

编　　著：国家卫生健康委老龄健康司
　　　　　中国健康教育中心
出版发行：人民卫生出版社（中继线 010-59780011）
地　　址：北京市朝阳区潘家园南里 19 号
邮　　编：100021
E - mail：pmph @ pmph.com
购书热线：010-59787592　010-59787584　010-65264830
印　　刷：北京顶佳世纪印刷有限公司
经　　销：新华书店
开　　本：710×1000　1/16　印张：13
字　　数：220 千字
版　　次：2023 年 1 月第 1 版
印　　次：2023 年 1 月第 1 次印刷
标准书号：ISBN 978-7-117-34373-2
定　　价：88.00 元

打击盗版举报电话：010-59787491　E-mail：WQ @ pmph.com
质量问题联系电话：010-59787234　E-mail：zhiliang @ pmph.com
数字融合服务电话：4001118166　E-mail：zengzhi @ pmph.com

编写委员会

主　任　王海东　李长宁

副主任　蔡　菲　吴　敬　赵　虹

委　员（以姓氏笔画为序）

卢　永　田向阳　白　宇　李方波　李英华　李雨波
肖　砾　张晓斌　陈国永　洪　梅　程玉兰　解瑞谦

主　编　李长宁　程玉兰

编　者（以姓氏笔画为序）

干桂云	于冬明	于丽琴	万　众	么一男	马斯涵	王　羽	王　瑞
王万玉	王文亚	王轩强	王顺涛	王顺琪	王美莹	王晓妍	王淑樱
王馨铭	韦　跃	韦行仙	尹晨茹	艾　妮	卢　永	卢晓波	旦增朗杰
田　丹	田　鹏	四　朗	乐　云	宁　艳	邢阳明	师中荣	曲　吉
朱本艳	任学锋	任晓燕	刘　刚	刘　欢	刘正奎	刘永刚	刘英涛
刘国春	刘语方	刘菊菊	刘淑琴	刘翠青	池　雪	孙红艳	纪竞垚
杜　青	杜维婧	李　佳	李二平	李秋阳	杨　丽	杨　玲	杨　俊
杨　航	杨　琳	杨　鹏	杨　蕾	杨丰源	杨兴文	杨春文	吴　迤
应玉兰	汪丽丽	沈晓敏	沈瑾烨	宋明亮	宋金芝	宋煜敏	张　硕
张　涵	张　琳	张　植	张　晴	张　斌	张义清	张光荣	张兴明
张宇峰	张明峰	张宝峡	张盼盼	张晓东	陈　飞	陈　勇	陈　颖
陈若菲	陈诗恩	武　波	欧晓燕	帕丽旦·吐尔逊	季　钢	周　芳
周　亮	周　爽	周新芝	郑国华	郑建华	郑洪涛	赵　玉	赵白露
赵新方	郝　茵	侯红敏	侯晓辉	姜丽丽	费树发	贺占宁	耿　娟
聂雪琼	钱其峰	徐　达	徐　园	徐　勇	徐晓莉	殷　硕	高　敏
高文广	高晶蓉	高瀚翔	郭　宁	郭　华	郭艾莉	郭向东	郭展鹏
郭馨月	席　营	黄　全	黄建南	黄桥梁	曹映红	龚　丽	常　勇
崔　春	崔月梅	崔秀楠	梁晓芳	蒋　帅	蒋　燕	蒋玉英	蒋志国
韩　毓	韩晓娟	覃雅靖	黑启明	程　铖	程玉兰	曾　瑜	温巧萍
强巴扎西	靳元武	蓝　斌	蓝明珠	蒲生海	蒙春梅	鲍　杰	蔡仁鑫
蔚春林	管廷伟	廖宝岛	潘建刚	魏　维	魏运清	魏彦清	

审　稿（以姓氏笔画为序）

王华宁	冯文猛	邢　伟	刘兆炜	汝小美	孙　桐	李小宁	杨立雄
何景琳	张雪海	金　伟	周萌雯	胡洪波	侯　非	郭　岩	陶茂萱
屠其雷							

前　言

为贯彻落实习近平总书记关于老龄工作的重要指示精神和党中央、国务院对老龄工作的决策部署,实施积极应对人口老龄化国家战略,推进老年友好型社会建设,2020 年 12 月国家卫生健康委(全国老龄办)启动全国示范性老年友好型社区创建工作,提出到 2025 年,在全国建成 5 000 个示范性老年友好型社区,到 2035 年,全国城乡实现老年友好型社区全覆盖。

在国家卫生健康委(全国老龄办)的领导下,各省根据《关于开展示范性全国老年友好型社区创建工作的通知》(国卫老龄发〔2020〕23 号)、《全国示范性老年友好型社区评分细则(试行)》等要求,积极组织开展全国示范性老年友好型社区创建工作。经过逐级推荐申报、专家评审、上网公示等流程,2021 年 10 月,国家卫生健康委(全国老龄办)发文命名 992 个全国首批示范性老年友好型社区。

为认真总结 2021 年全国示范性老年友好型社区创建工作经验,选树先进典型,发挥典型引路和示范带动作用,经过省级推荐、专家指导,我们从 992 个已命名的社区中遴选、挖掘出 32 个社区作为典型案例。这些社区针对当地老年人的"急难愁盼",在居住环境、出行设施、社区服务、社会参与、孝亲敬老、科技助老、管理保障等方面,因地制宜,开拓创新,采取了一系列扎实有效的工作举措,切实增强了老年人的获得感、幸福感、安全感。我们将这些社区的典型经验编辑成册,供各地开展全国示范性老年友好型社区创建工作过程中学习、参考和借鉴。

典型案例集的编制,得到了各地卫生健康委(老龄办)、入选社区及所在街道(乡镇)的大力支持,各位指导专家付出了辛勤劳动,在此一并表示衷心的感谢。

由于时间仓促,不妥之处在所难免,敬请批评指正。

编　者
2022年12月

目　录

老旧小区"心"改造　老人乐享幸福生活……………………………………1

小楼门大特色　打造银龄主动参与社区治理的典范………………………8

探索"1314"老年服务"心"模式　提升农村共富愿景下老年人的幸福感……15

关爱老年健康　共建幸福家园……………………………………………23

"养老"变"享老"　幸福达尔罕………………………………………28

"林海模式3.0"汇聚"享老"幸福能量……………………………………34

推进"五护"特色　强化社区服务…………………………………………40

社区服务强化老年友好　"铁人"故乡凸显夕阳红………………………45

固"圆心"　建"扇面"　连片式适老化改造让为老服务更显温度………51

打造"基本养老+"多维服务的幸福养老样本……………………………58

健全为老服务体系　绘就幸福和睦新画卷………………………………65

"菜单式"养老服务让"幸福社区"更幸福………………………………72

浓绘"三色"墨韵　侨乡"夕阳"增辉………………………………………78

青云腾起处　社区敬老浓…………………………………………………86

弘扬孝敬文化　创"孝和之村"典范………………………………………92

聚焦老年需求　创建老年友好社区………………………………………100

聚焦老年健康　筑牢幸福根基……………………………………………105

军民共建友好社区　敬老崇文幸福景园…………………………………111

创新打造"医养康护"智慧养老新模式……………………………………117

发挥瑶医药瑶山水优势　探索具有民族特色的敬老爱老模式…………124

建设无障碍社区　共享现代化发展………………………………………130

"贤人"队伍解难题　共建老年"幸福湾"…………………………………137

开展"百家"品牌活动　"办活"老年友好社区…………………………143

情暖桑榆映晚霞　梵净山下夕阳红………………………………………148

为老微服务　织好幸福网…………………………………………………153

创建老年友好型社区　增强老年人幸福感………………………………159

党建引领"4+"模式　共建友好幸福家园 ································163

党建引领　——得"颐"　守护老年人"稳稳的幸福" ················169

多样化暖心服务　助力老年人共享美好生活 ·······················175

"四化"齐发力　打造老年关怀新模式 ·····························181

"党建＋为老服务"　用心用情编织社区养老"幸福网" ·············188

打造幸福宜居环境　护航幸福晚年生活 ···························194

老旧小区"心"改造 老人乐享幸福生活

北京市海淀区燕园街道畅春园社区

畅春园社区是北京大学家属院,于 1985 年建成,是典型的老旧社区。社区大部分楼型为五层住宅,多年来一直存在设施差、环境乱、出行难等问题。社区居民以北京大学老教授、老学者和离退休老干部居多,80 岁以上高龄老年人占比 14.9%,平均每两户就有一位 80 岁以上高龄老年人。

在北京大学和海淀区政府的领导下,畅春园社区大力推进老年友好型社区创建工作,发挥紧靠高校的资源优势,不断改善老年宜居环境,构建全方位老年人服务体系,引进高校智力资源多角度参与社区为老服务。老旧小区重新焕发勃勃生机,老年人过上了更加安全、便捷、舒适、温馨的美好"新生活"。

一、大力推进老年宜居环境建设

在学校和政府的大力支持下,畅春园社区从 2016 年开始实施社区适老化改造工程,让社区老年人出行不再磕磕碰碰、提心吊胆。

(一) 适老化电梯——让老年人上下楼无障碍

上下楼是老年人的一个普遍难题,有的老年人甚至一个多月不下楼活动。家住六楼的李老师已年过八十,每天上下楼买菜对她来说是一种煎熬,她曾幽默又无奈地说:"我每天最大的矛盾,就是饿肚子和累腿脚之间的矛盾。"

2018 年社区启动了加装电梯工作,小区适合加装电梯的单元有 17 个,2021 年年底已加装 15 个,完成比例近 90%。适老化电梯的建成,拓展了老年人的活动空间,实现了空间无障碍通行,促进了老年人身心健康。

1

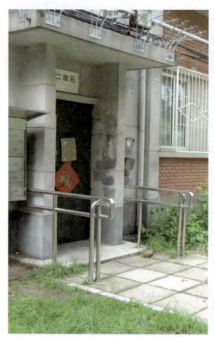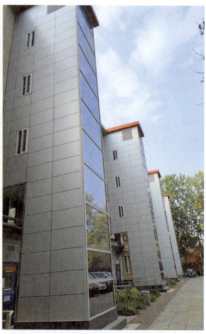

适老化电梯改造前后对比（左边为改造前）

（二）老年步道——彰显对老年人的人文关怀

畅春园社区的道路由于建成时间早、规划过时、使用时间长，存在道路窄、路面不平、排水不畅、车辆随意停放等问题，给居民出行带来不便，且存在安全隐患。

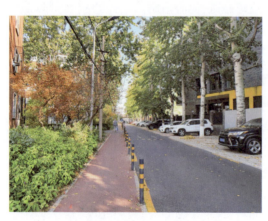

实现人车分离的人行步道

2020年，社区邀请北京大学建筑与景观设计学院的师生设计指导，对小区路面进行了彻底改造。改造后的社区道路实现了人车分流，机动车道路和人行道用不同颜色的地面铺装，二者用护栏隔开。道路两旁座椅、扶手等也一应俱全，充分体现了对高龄老年人的人文关怀。专家还在步道旁设计了一条宽1米、深0.8米、填充石子的"渗水沟",形成了畅春园社区"简易版海绵城市"方案,不仅美化了社区环境,还用最自然最有效的方式化解了积水难题,方便居民雨天出行。

(三)智能化门禁——让老年人生活更安全

2020年5月,畅春园社区实施了单元门禁改造工程,安装智能门禁,有磁卡开门、身份证开门、人脸开门、电话遥控开门等多种形式,老年人出入更加便捷。门禁的安装极大改善了楼道环境,楼道里随意乱贴小广告的现象被根除。

二、全面构建"积极老龄观"理念下的社区服务体系

畅春园社区积极搭建社区便民服务体系,解决老年人居家养老的最后"一百米"问题;大力宣传推广"积极老龄观",鼓励老年人参与社区生活,促进高龄老年人保持活力、融入社区,提升生活质量。

(一)筑爱送暖,提供精细化社区服务

畅春园社区借助各方力量,打造全方位、全时空的社区便民服务体系。实施家庭医生签约服务,由社区医院为高龄老年人提供基本医疗服务和基本公共卫生服务,社区老年健康管理率达100%。社区开展"便民零距离、服务无极限"便民服务日活动,为高龄、失能、行动不便的老年人提供上门维修、理发、售菜

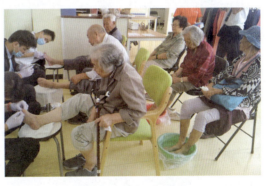

孝亲敬老修脚活动

等服务,并设置热线电话,做到有呼必应。依托社区养老驿站,为高龄老年人提供送餐、巡视探访、日常照料、取药等暖心服务。此外,创建心理咨询室和公共法律服务室,为高龄老年人提供适当的心理健康建议,并提供法律援助服务。

(二)搭台赋能,鼓励老年人参与社区生活

畅春园社区主动为老年人搭建社会参与平台,为老年人量身定制"工作"岗位,创造社会参与的途径。畅春园社区老年人参与公益活动的热情特别高,

为了提高组织性、增强凝聚力,社区牵头组建了治安志愿者工作站和社区义工服务站两支志愿者队伍,定期举办老年志愿者培训,每年进行志愿者表彰。此外,社区还在场地、师资、装备方面为各类文体队伍提供支持,合唱队、模特队、太极队、书法小组、舞蹈队、毛巾操队、乒乓球队等一应俱全,极大地丰富了社区文化生活。社区还专门开辟苗圃,鼓励老年人种花养草,2021年春天苗圃已种上各种花草,成为小区一景。

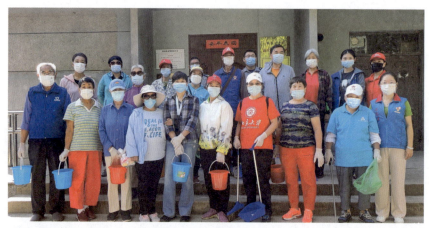
畅春园志愿服务团队

(三) 连心架桥,推行"老老互助"可持续模式

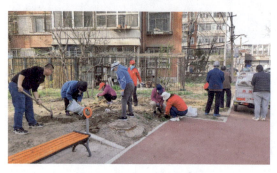
社区老年人集体参与绿化

结合社区高龄老年人比例高的特点,畅春园社区推行"老老互助"可持续模式,成立老年互助社。老年互助社由社区低龄老年人组成,向独居、空巢、患病老年人及时伸出援手,陪就医、代购药、送饮食、常聊天。畅春园社区还搭建活动平台,组织居民互送祝福。每年端午、元宵、中秋等重要节日,免费为社区居民发放两份节日食品,一份自留,另一份则送给一户老年邻居,让居民充当"爱心快递员"的角色。居民们踊跃参与,在全社区宣扬了敬老孝亲的文化。

（四）广泛倾听,强化老年人"社区主人翁"意识

畅春园社区在工作中注重把握老年群体的需求特点,坚持服务老年人要充分尊重老年人的意见,通过居民代表和居民大会,形成与老年人之间常态化沟通互动。在计划安装门禁时,有老年人提出不喜欢门体外观颜色,社区就列出多种颜色由居民投票决定。在加装路椅时,一层居民担心邻居们聊天影响休息,社区就协调去掉路椅靠背,让路椅方便歇脚、不宜久坐。凡此种种,老年人提出的意见和建议都被充分吸纳。

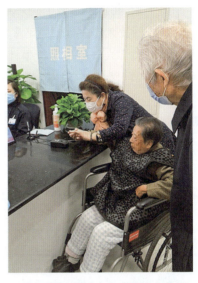

畅春园社区不断引导居民要像爱护自己的家一样爱护社区,进一步增强老年人"社区主人翁"意识。社区老年人手工活动小组主动承揽了社区的美化修饰工作,为人车分离的护栏穿上了亲手编织的小护套,防止有人磕碰受伤。

老年互助社帮助老年人补办身份证

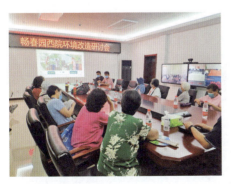

社区环境改造征求老年人意见与建议

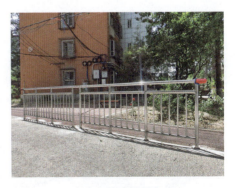

穿上小护套的栏杆

三、依托高校精心打造老年友好型社区多元共建新模式

共建共治共享是畅春园社区打造老年友好型社区的基本原则。社区充

分发挥与高校零距离的优势,积极获取社区治理的理论、技术、人才支持,鼓励高校师生参与老年友好型社区共建,共同探索社区治理新模式。

(一) 发挥学科优势,科研团队为社区建设把脉开方

多年来,北京大学多个院系与畅春园社区展开广泛而深入的合作,为推进老年友好型社区建设提供了诸多先进有效的解决方案。

北京大学人口研究所扎根社区,形成了《畅春园社区养老需求调查报告》和《畅春园社区无障碍环境调查报告》,为构建老年友好型社区环境提供专业咨询,帮助社区真正做到"缺什么补什么";北京大学建筑与景观设计学院的师生团队为适老化电梯加装、社区环境改造等方面提供了专业指导;北京大学工学院师生带着最新研发的面诊仪和脉诊仪进社区,为老年人提供免费体验;北京大学环境工程与科学学院专家主动参与社区垃圾分类工作,科普家庭厨余垃圾堆肥技术,改善社区土壤环境,得到北京市相关部门的表扬,并在北京广播电视台专题报道。

(二) 立足思政实践,青年学生主动参与社区为老服务

畅春园社区与北京大学组织部、团委、学生工作部合作,共建学生思政实践基地。不同院系、不同专业的学生来到社区开展实地调研和学术研究,为创建老年友好型社区提供好的思路和建议。很多院系党委、团工委主动联系社区,组织青年党员团员到社区开展为老服务工作,陪老年人聊天、读报、就医,帮助老年人做家务、取药等。北大爱心社、法律援助协会等学生社团长期参与社区服务活动,为社区老年人开展手机教学、电脑维修,提供法律咨询,开展反诈骗宣传等,深受社区老年人欢迎。这些富有活力、朝气蓬勃的年轻人,已经成为畅春园老年友好型社区建设不可或缺的力量。

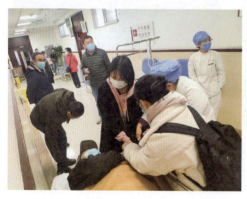

北京大学学生陪伴老年人急诊

专家点评 - ▶

　　作为城市典型的老旧小区,畅春园社区在推进老年友好型社区建设中,凸显了三方面的特点:一是突出城市老旧小区在面临空间狭小、房屋老旧等现实条件的制约下,结合自身特点进行适老化改造,为社区老年人提供宜居安全场所的具体做法;二是面对 80 岁以上高龄老年人占比较高、人均预期寿命更长的现实状况,动员社区自有资源为高龄老年人提供适宜服务、解决老年人核心诉求的先行探索,为其他社区提供了未来如何为更多高龄老年人做好服务的参考;三是在有效结合外部资源、丰富提升本社区养老服务能力方面,做了不少有益探索,值得条件相似的社区借鉴学习。

（点评专家：国务院发展研究中心公共管理与人力资源研究所

研究室主任 / 研究员　冯文猛）

小楼门大特色
打造银龄主动参与社区治理的典范

天津市和平区南市街道庆有西里社区

庆有西里社区坐落于天津市和平区南市街道中心,辖区面积 0.057 6 平方公里,辖区常住居民 4 150 人,60 岁以上常住老年人 833 人,约占常住居民总数的 20%,其中 60~79 岁老年人 570 人,80 岁及以上老年人 263 人;独居老人 71 人、空巢老人 353 人、失能(含失智)老人 11 人、重残老人 21 人。社区由老旧小区、拆迁片和新建高档小区共 39 个楼门组成,高龄、空巢、独居老人较多。为解决居家养老安全和老年人参与积极性不高等突出问题,社区逐步探索出一条"特色楼门 + 特色养老"的为老服务模式,满足个性化、多样化的为老服务需求。

一、"特色楼门 + 特色养老"为老服务模式的缘起与发展

庆有西里社区在全国率先成立了第一个楼栋党支部,也是全国第一个创建"特色楼门"的试点社区。社区发挥楼门党员模范带头作用,投入资金 5 万元,以"楼道客厅化"和"一楼门一特色"为标准,彻底清理所有楼门楼道内堆积多年的杂物,并打造了党员先锋、志愿奉献、国学传承、书画天地、手工之家、孝亲敬老等特色楼门。

在此过程中,社区为老服务方面也暴露出一些瓶颈和痛点:一是空巢、独居老人占社区常住老年人口数的 51%;二是邻里间交往少、

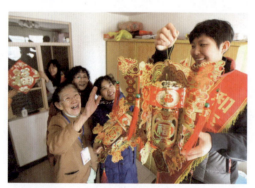

春节前夕,社区志愿者为空巢、独居老人送去节日的问候与祝福

关系淡漠；三是社区为老服务公共资源有限，难以满足老年人更趋多样化、精细化、个性化的服务需求；四是老年人社会参与的主动性不够强。为解决这些问题，庆有西里社区不断深化"特色楼门"内涵，将"特色楼门"和为老服务相结合，形成了"特色楼门＋特色养老"的为老服务新模式，即充分发挥"特色楼门"的作用，通过建立健全老年人自治组织、支持老年人参与社区建设、开展志愿帮扶互助服务、丰富社区教育文化活动等方式，达到老年人"增权赋能"（自我服务、自我管理、自我监督）和为老服务"以点促面"（以楼门建设促进社区为老服务全面发展）的目标。

二、"特色楼门＋特色养老"为老服务模式的主要做法

（一）投入资源　主动作为

庆有西里社区"特色楼门＋特色养老"为老服务模式得到和平区政府的高度重视，16 家单位积极配合形成合力。南市街道还特别成立了由街道党委书记、主任担任组长，分管主任担任副组长，相关科室和庆有西里负责人担任工作人员的工作专班负责此项工作。

（二）搭建平台　强化建设

一是成立楼栋党支部，建立"一长五员"制度。即每一个楼门内，由楼栋居民推选产生楼栋长、文化宣传员、卫生管理员、生活服务员、治安协调员和未成年人辅导员。"一长五员"主要由老年人担任，小组内至少有两名党员。

二是建立楼门自治小组，主要负责定期召开居民代表大会、议事协商会和座谈会，共同研究社区建设和治理各项工作。楼门自治小组每年召开会议 12 次，2021 年解决楼门矛盾 20 余起，商讨社区重大事项 3 次，并成功解决社区内铺设老年人散步胶道等问题。

三是成立社区老年人协会。庆有西里社区老年人协会设立 1 名会

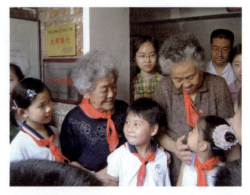

"一长五员"为楼门里的孩子们讲革命故事

长,自我服务组、文化教育组、文体活动组、生活服务组、权益维护组 5 名职能组组长,在社区开展了丰富多彩的老年教育、老年文化、老年维权、志愿服务、老年健康等活动。

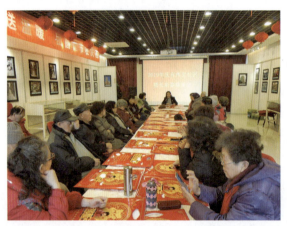

社区组织开展老年人心理关爱服务

(三) 服务楼门 打造特色

2021 年年底庆有西里社区 20 栋楼 39 个楼门全部完成"特色楼门"创建工作,并打造了三类具有老年人特色的楼门。

1. 志愿服务温情楼门 社区开展"低龄助高龄"志愿帮扶活动,楼门长和社区老年人协会根据每位需要帮扶老年人的状况和需求,组织同楼门或邻近楼门的低龄老年志愿者与其结成帮扶对子,开展"一助一、多助一"的买菜送饭、打扫卫生、送医买药、健康检测等志愿帮扶活动,让社区中的"空巢"变成"暖巢"。2021 年年底庆有西里社区 60 岁以上老年志愿者有 65 人,帮扶结对 20 余对。

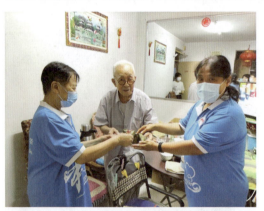

"一助一"志愿者到帮扶对象家里进行走访慰问

2. 文化骨干活跃楼门 社区老年人中的文化骨干利用绘画、书法、工艺等作品和科普知识装饰楼道,如庆有西里 5 楼门,墙面悬挂了楼门内艺术爱好者李爷爷的书法和绘画,布置了张爷爷设计的"党建和科普知识学习园地"展板,吸引居民观看,5楼门成为社区内的明星楼门。社区还邀请了各楼门共计12名有特长的老年人担任老年教育客座教师,通过楼门间文化交流,组织老年人开展老年手机课堂、中医知识养生、居家简易手工、健康烹饪技

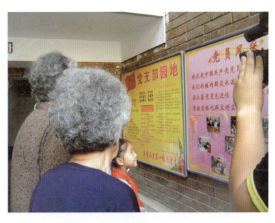

社区楼门里的党支部园地吸引居民观看

巧等丰富多彩的老年教育和老年文化活动。

3. **邻里共融关系和谐楼门**　社区开展了一系列丰富多彩的楼门活动,鼓励老年人走出家门积极参与。如社区举办"美丽庆西"邻里节活动,楼门文化骨干自编自演话剧小品并本色出演,重现了楼门环境整治过程中发生的欢乐与动人的温情故事;举办了以楼门为单元的"百家宴"活动,居民特别是老年人自己制作菜肴,并邀请专业营养师、厨师以及居民代表对菜肴进行品鉴。

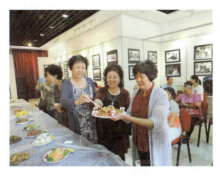

庆有西里社区开展"百家宴"活动

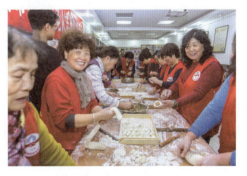

社区志愿者为空巢、独居老人
包饺子、送祝福活动

(四)掌握需求　做好保障

社区"楼门自治小组"每年开展老年人需求调查,并及时将老年人"急难愁盼"问题转达社区和相关部门,协调解决。如2021年组织了"最需要的养

老服务"需求调查工作,囊括了助餐服务、陪医陪诊、家政服务、适老化改造、心理慰藉、法律援助、文体活动、志愿服务、居家养老安全9类老年人最需要的服务项目,其中,82%的老年人选择了居家养老安全服务。"楼门自治小组"及时反馈给社区,再由社区与南市街和区民政局对接,为52户生活困难的老年人家庭全部安装了具有煤气烟感报警等功能的"居家卫士五件套",居家养老安全难题得以解决。

三、"特色楼门 + 特色养老"为老服务模式成效凸显

(一) 老年人生活环境得到明显改善

楼门内环境干净了,楼道漂亮了,没有了楼道杂物的堆积,老年人上下楼也更加顺畅和安全。社区以此为契机,提升改造老年日间照料服务站,为老年

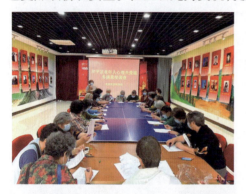

人开展活动添置了电视、投影等设备,新增6件老年人健身运动器材,新建成1家600平方米的社区食堂,真正为老年人打造成"吃不愁、病不忧、孤不独、乐有伴"的"为老服务生态圈",老年人对社区的满意度也从之前的65%增长到2021年年底的96%,民心工程真正成为顺民心、得民意的满意工程。

社区组织开展老年人心理关爱服务满意度调查

(二) 老年人身心健康水平得到提升

社区通过开展志愿帮扶活动,使高龄、空巢、独居老人更加受到关注,老年人就医看病有人陪同,在家突发疾病有人及时帮助处置,健康监测情况有人定期问询,社区实现了老年人意外伤害事件零报告。社区通过组织老年文化活动,丰富老年人的精神文化生活,增进邻里关系,也使老年人心理健康水平得到提升。2021年老年人心理健康问卷调查结果显示,庆有西里社区老年人心理健康状态良好率达到94%,较2019年提升了10个百分点。

（三）老年人参与社区治理的成就感得到满足

老年人通过担任"特色楼门"中一系列"特色职务"，充分参与楼门文化引领下的社区建设，不仅改善了社区工作人员不足的问题，为社区减负；同时，也让他们感受到自身仍然具备的社会价值，老年人参与社区治理的比例也从 2020 年的不足 30% 提升到了 2021 年的 80% 以上。庆有西里社区老年人协会多次被评为"和平区先进老年人协会"，3 位老年人被评为"和平区老有所为先进人物"、5 位老年人被评为"和平区孝亲敬老之星"和"孝亲敬老楷模"。

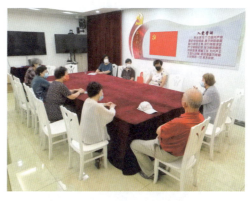

庆有西里老年人协会召集各职能组
组长召开工作例会

庆有西里社区打造的"特色楼门 + 特色养老"为老服务模式，满足了老年人的不同需求，同时也增强了社区老年人对楼门、对社区的认同感，真正实现了老年人服务主体与对象的双向身份构建，增强了社区居民"积极应对人口老龄化"的观念和社区尊老爱老敬老的社会氛围。

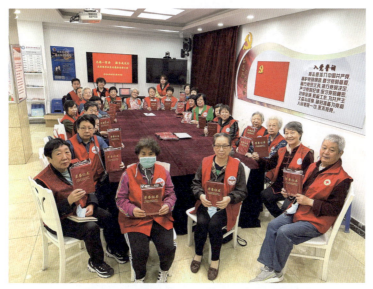

社区举办"志愿一家亲　服务我先行"低龄助高龄帮扶结对表彰大会

专家点评

　　庆有西里社区在开展较为细致的调查基础上,突出重点,以解决为老服务供给和服务不足、邻里关系淡化、老年人参与社区活动积极性不高等为主要目的,结合当地开展的特色楼门建设,强化组织领导与保障措施,通过健全老年人自治组织、支持老年人参与社区建设、开展志愿帮扶互助服务、丰富社区教育文化活动等方式,走出一条老年人自我管理、自我服务、自我监督的为老服务模式。其中,社区老年组织楼栋党支部、楼门自治小组、社区老年人协会发挥了重要作用,志愿服务温情楼门、文化骨干活跃楼门、邻里共融关系和谐楼门等各具特色。该案例以老年人的迫切需求为出发点,工作思路清晰,措施得当,数据翔实可靠,为城市老旧小区为老服务工作提供了可复制的成功经验。

（点评专家：山东省疾病预防控制中心主任医师　孙桐

上海市健康促进中心副主任医师　金伟）

探索"1314"老年服务"心"模式 提升农村共富愿景下老年人的幸福感

河北省承德市滦平县张百湾镇周台子村

周台子村地处燕山深处,是一个典型的塞外山区村落,全村共 712 户 2 300 人。截至 2021 年年底,共有 60 岁及以上老年人 401 人,其中 60~69 岁 267 人、70 岁及以上 134 人。周台子村由脱贫到共富的发展过程中,始终把解决好养老问题放在首要位置,实行集体养老、集中供养。自开展老年友好型社区创建以来,积极探索山区农村共富愿景下的"1314"老年服务新模式。

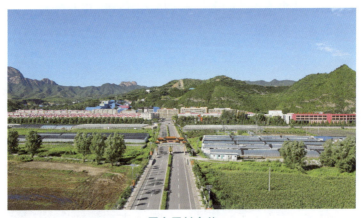

周台子村全貌

一、坚持一个核心——党建引领指导创建工作

在老年友好型社区创建中,村党委定期召开村民养老例会,及时研究解决老年人的"急难愁盼"问题;加大经费保障,村集体把每年收入的 10% 用于养

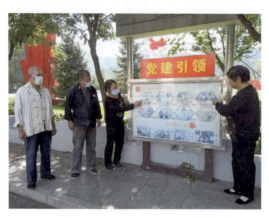

老年人积极参与老年友好型社区创建宣传

老事业；成立老年党支部，明确专人负责老龄工作；注重发挥老年人的"社区主人翁"意识，根据老年人特点定期开展党史、村史宣传活动，为前来参观学习的干部群众讲述周台子故事 30 余次，开展公益活动 20 余次。根据老党员身体状况，安排一些老党员力所能及的公益岗位，让他们老有所为，发挥余热，以主人身份参与老年友好型社区创建工作。

二、巩固三种新型养老服务模式——老年人按需而住幸福养老

从 2002 年开始，周台子村先后用了 10 多年时间，投资近 8 亿元进行旧村改造与新农村建设，"老年公寓"和"福利公寓"是其中两个重要的项目。截至 2021 年，住在"老年公寓"的老年人 133 人，住在"福利公寓"的老年人 64 人，居家养老的老年人 229 人。

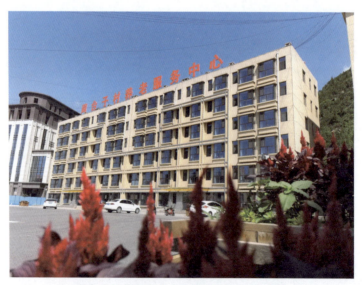

周台子村养老服务中心（原老年公寓）全貌

（一）"老年公寓"成为老年人幸福之家

周台子老年公寓由 70 岁以上老年人自愿申请居住,已运营 10 多年。老年友好型社区创建工作开展以来,村里将老年公寓改建为养老服务中心,根据入住老年人的实际需求,积极推进老年公寓适老化改造,安装电梯 2 部,走廊加装扶手 200 余米,卫生间坐便器两侧加装扶手 80 余个,卫生间和浴室铺设防滑垫 160 余块,窗户角安装防磕头软角贴 180 余个,为 2 位行动不便的老年人各安装 1 个一键呼叫器。聘请一批有责任心、孝老敬亲的模范妇女,作为专职服务人员,为老年人提供大件衣服、被褥清洗和公共区域卫生清洁等服务,让老年人住得舒心、住得安心。

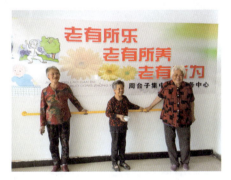

养老服务中心（老年公寓）
走廊安装扶手

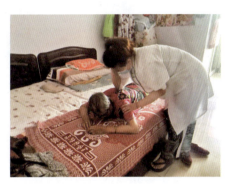

养老服务中心工作人员为老年人
提供按摩服务

（二）"福利公寓"成为老年人福利之所

福利公寓最初作为 60~70 岁年轻老年人的过渡房,免费入住,后来响应老年人需求,以低于建筑成本价转让。对老年公寓改造的同时,对福利公寓采取自愿原则同样进行了走廊、卫生间加装扶手等适老化改造。在福利公寓居住的周大爷说:"虽然福利公寓产权归个人,但适老化改造也有我们的份,这是我们的福利。"

（三）"居家养老"同享便利适老服务待遇

村里居家的老年人除了由子女照顾赡养外,村集体也会安排专人对有需要的老年人进行帮助和护理,居家老年人同样享受生活用品和上门医疗服务,有意愿进行适老化改造的家庭,村里争取民政部门对其进行适老化改造补贴。居家老年人宫大爷说:"村里处处为我们着想,做好各项为老服务工作,使我们心情舒畅,也更长寿了。"

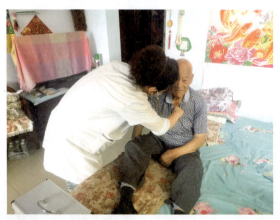

村医上门服务

三、建立德化治理机制,营造老年友好村规民风

在老年友好型社区创建过程中,周台子村着眼长远,建立德化治理机制,形成了倡导人人讲孝、户户行孝、全村践孝的"孝德文化"浓厚氛围。

(一)"孝德文化"形成孝老敬亲好村风

村里建成全省首个以"孝德文化"为主题的"家风馆"和"德孝文化一条街",每 3 年举行"好媳妇、好女婿、孝心少年"评选表彰活动,促进家庭和谐。"好媳妇"左阿姨伺候患病的公婆和因工伤瘫痪的丈夫 12 年,2021年被评为"承德市第八届道德模范";村民柳大爷家孝老爱幼,传承好家风,被评为"全国五好家庭"。逢年过节,村党支部委员会和村民自治委员会都会组织孝老敬亲活动,大年初一集体到老年公寓拜年,重阳节组织老年人集体过生日,到老年公寓为宫大爷过百岁生日时,老人泪光闪烁、非常感动。

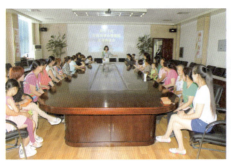

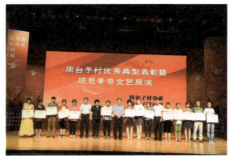

周台子村组织开展婆媳互夸座谈会

周台子村优秀典型表彰暨
感恩孝亲文艺展演

(二)"孝德文化"建起老有所乐大场地

村里建有能够容纳500人的大礼堂和健身广场,提供专门的室内外锻炼和活动场所。组建了100多人的老年秧歌队,购买多种文体设备,每逢节日都会组织各种文艺演出。村艺术团演出时,老人们纷纷参与其中,他们自编自演的小品"婆婆就是妈"、老年秧歌等节目深受村民喜爱。近年来,村里还聘请专业人员教老年人打太极拳,培训网络新媒体技能;志愿服务队经常去老年公寓看望老年人,陪他们聊天、聚餐,为他们表演节目,赠送节日礼物。

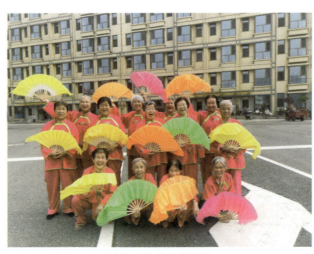

周台子村老年秧歌队

（三）"孝德文化"兴起老有所为新生活

响应"智慧助老"行动号召,村里经常组织老年人学习使用智能手机,宣传动员子女帮助老年人学习使用智能手机和生活用品,学习信息时代新事物。为方便老年人使用智能手机和设备,老年公寓和福利公寓内安装了无线网络,村里老年人玩抖音、直播已成为时尚。

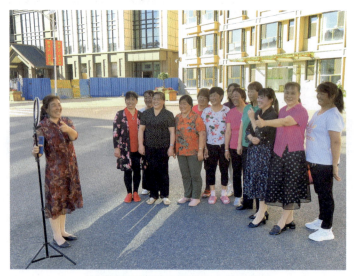

丛阿姨教村里的老姐妹们一起玩抖音

四、坚持"四个结合",全角度打造老年宜居环境

（一）与美丽乡村建设相结合,融入老年出行需求

在"一环三横五纵"村级路网建设中,坚持客货分流,在主路、支路和住宅区道路硬化、亮化、美化中处处考虑老年人实际需求,马路沿儿设置缓坡,人行道每隔50米左右设置木质座椅,便利老年人出行和休息。

（二）与人居环境改善相结合,体现老年生活元素

在全村生活环境建设中,精心设计老年人生活场景。水上公园设置适宜老年人休憩的凉亭,文化休闲广场设置适宜老年人活动的健身器材,中心公园

设置适宜老年人进出的缓坡和护栏扶手。实施村庄绿化工程时,在树下同步建设适宜老年人休憩纳凉的水泥垛口或椅子。

(三) 与省级卫生村创建相结合,充实老年健康服务内容

镇卫生院和村卫生室做实做细基本医疗及预防保健工作,定期为全村老年人开展健康体检、健康教育等服务,为每位老年人建立健康档案,提供家庭医生签约、"一键呼叫"、上门送药等健康服务,电话 24 小时畅通。老年公寓内设有心理咨询室,心理咨询师定期为老年人提供心理咨询服务,工作人员实时了解老年人的健康状况,发现病情及时送医。沿街、老年公寓和小区内设置健康教育宣传栏 20 多个,根据四季变化和老年群体易患疾病定期更新宣传栏内容,为老年人适时提供卫生健康知识。

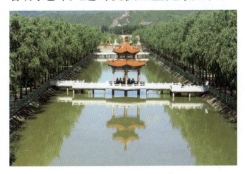

公园凉亭

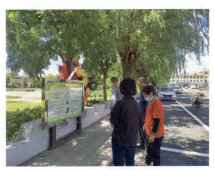

村民在路边健康教育宣传栏前
学习老年健康知识

(四) 与适老化改造项目建设相结合,彰显老年友好主题

在对居住场所进行改造的同时,村里还对食堂、礼堂、科技中心等公共场所进行适老化改造,修建缓坡,增设老年人通道等,老年人出行安全得到有效保障。

夕阳照耀老公山,晚霞映红滦河畔。良好的老年宜居环境和孝老敬老社会氛围,在给本村老年人带来幸福感的同时,也吸引了外地老年人来村里康养。家住天津市的李大爷老两口,五年前就在周台子村租了房子,退休后每年夏天都来村里住几个月。李大爷说:"这里山清水秀、民风淳朴,又是全国敬老模范村、全国示范性老年友好型社区,非常适合老年人休闲度假、健康养老。"

专家点评

　　周台子村在全国示范性老年友好型社区创建工作中,以基层党建为依托,以解决老年人所需所盼为抓手,以提升老年群体幸福感为目标,不断深化为老服务项目,用"心"开展老年友好型社区创建工作,积极探索"1314"老年服务新模式:坚持党建引领为老服务,探索老年公寓、福利公寓、居家养老相结合的新型集体养老服务模式,建立德化治理机制带动创建工作,坚持与美丽乡村建设、人居环境改善、卫生村创建、乡村适老化改造等专项工作相结合,全力打造山区农村共富愿景下的老年友好型社区样板。其探索创建的山区农村共富愿景下的"1314"老年服务新模式,对冀北山区乃至全国农村地区老年友好型社区创建均具有较高参考价值。在推广应用中应注意结合各地实际,因地制宜,体现地域特色,不断开拓创新。

（点评专家:国务院发展研究中心公共管理与人力资源研究所
研究室主任/研究员　冯文猛）

关爱老年健康　共建幸福家园

山西省太原市尖草坪区古城街道翠馨苑社区

翠馨苑社区于 2003 年 7 月 8 日成立,位于太原市尖草坪滨河东路 208 号,辖区户数 4 369 户,其中 60 岁以上老年人 1 403 人,独居老人 8 户,空巢老人 42 户,失能、半失能老人 14 人,重残老人 3 人,失独老人家庭 2 户。为积极应对人口老龄化,翠馨苑社区多措并举,以满足老年人日益增长的美好生活需要为目标,以"优质服务"为抓手,配备专业老龄工作人员,联合老年康养中心,开办老年大学、社区食堂、老年兴趣班,增设老年活动室、老年法律服务站、老年中心活动广场等,满足老年人在居住环境、日常出行、健康养老、社会参与、精神文化生活等方面的需求,努力打造健康舒心、和谐稳定、真情奉献的老年友好型社区。

一、社区嵌入式居家养老

社区联合卫生保健站为辖区 728 名老年人建立动态健康档案,为 4 名家庭养老的老年人安装床位紧急按钮、人体运动传感器、有线网关、水浸传感器、门窗磁传感器等设备。小区内康复中心集餐饮娱乐、日间照料、康养护理为一体,全方位、全时段为老年人打造健康生活,老年人每天可通过物联网设备自行上传健康数据,且与子女数据共享,当老年人出现身体不适,可进行线上问诊与专业医生交流。每周有专人上门开展药盒管理服务,帮助老年人进行药盒管理;每月康复中心会进行体检、体测,对老年人身体状况进行动态管理;每年社区保健站为辖区 65 岁以上居民提供免费全面体检,让老年人全面了解自身的身体状况,足不出户就能享受到专业和便捷的健康服务。同时进行上门陪伴,为老年人提供送餐、清扫、维修、代买、代缴费等生活便民服务。对有特殊需求的老年人还专门推出上门送餐等个性化服务,解决他们的后顾之忧。翠馨苑小区 26 号楼的徐阿姨,就是居家养老的受益者,居家养老不仅为她带来便利,也减轻了子女的负担。

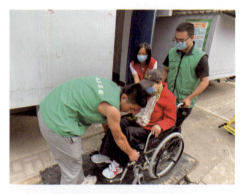
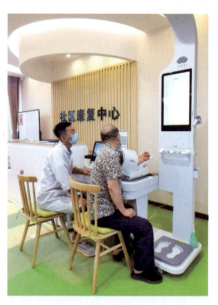

社区为老年人提供助行服务   社区组织老年人到康复中心体检

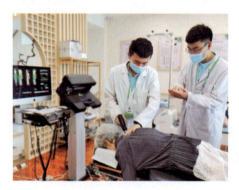
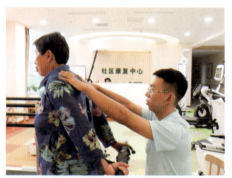

社区康复中心为老年人理疗   社区康复中心帮助老年人术后康复

二、优化公共设施，丰富老年精神文化生活

为了给老年人创造安全便利的生活环境，社区协调物业加强了对坡道、楼梯等住宅公共设施的无障碍改造，为小区失能、半失能老年人家里安装卫生间无障碍扶手、坐便椅等，定期对独居、空巢特殊老年人家庭设施开展安全检查等，降低老年人出行风险，从各个生活细节提高老年人的生活品质。小区中心广场的休闲座椅、道德阵地、健身器材、休闲凉亭等公益设施，为老年人社会

交往提供了良好的条件。老年人每天在中心广场练太极拳、跳踢踏舞、打羽毛球、散步、聊天等,小区有啥事,中心广场走一圈都能知道,中心广场已成为小区信息的重要"情报站"。同时,邻居们在广场互相分享生活小知识,聊聊家常,邻里之间互帮互助,社区志愿者跟踪服务到位,进行宣讲和宣传活动,帮助老年人与时俱进。78岁的王奶奶连续十年每天在中心广场清理垃圾和狗便,清理垃圾的队伍从最开始的1人,发展到2021年的10人,不仅帮助小区改善了居住环境,更培育了良好的文明风尚。

　　露天电影,文艺晚会,读书看报……小区老年人的精神文化生活丰富多彩,社区老年大学开设手风琴和歌唱班,常年开设老年人使用智能手机课程;社区康复中心开设老年兴趣班,举办丰富多彩的主题活动、健康讲座、文娱活动等,满足老年人多样化的文化生活。

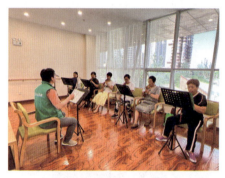
老年人在社区兴趣班学习演奏葫芦丝

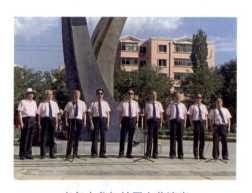
老年人参加社区文艺演出

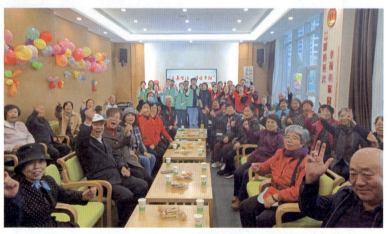
社区举办"乐享生活,情暖夕阳"主题活动

三、社区党总支"5780"志愿体系＋网格精细管理,营造良好人文环境

翠馨苑社区"5780"志愿者队伍现有志愿者1 115人,"5780"代表"我去帮您",是基于小区老龄化现象,由社区党总支牵头成立,共五支队伍组成,开展七项服务。秉承"奉献、友爱、互助、进步"的志愿者精神,实现与老年人零距离沟通、零距离互动、零距离服务。充分发挥党员志愿者的带头作用,推动助老志愿服务制度化、常态化,依托网格化精细管理,在服务老年人生活、解决实际问题中增加了老年人凝聚力,构建起社区党总支牵头、志愿力量齐参与的助老服务新格局。

翠馨苑小区的梁阿姨是一名乳腺癌患者,每周到医院就诊。孩子们工作都忙,没时间陪同梁阿姨去医院,社区了解这一情况后,"5780"党员志愿者多次陪同梁阿姨去医院检查、换药。

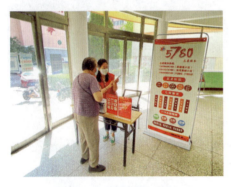

社区"5780"志愿者帮助老年人
在手机上进行退休认证

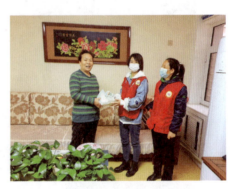

社区为特殊家庭送元宵

专家点评

翠馨苑社区坚持"健康老龄化"理念,以社区嵌入式居家养老为核心,公共文化娱乐物理设施建设、社区党总支志愿体系人文环境建设为两翼,形成了医养康养相结合的社区居家养老服务模式。居家智慧健康环境、老年康复中心、社区食堂、老年中心活动广场、老年活动室、老年法律

服务站等多场景整合,开展老年健康管理、老年康复护理、老年大学、老年兴趣班等综合性服务,满足老年人健康、文化、娱乐、互助、参与、居家等多元化需求,促进社区和谐发展、老年人幸福安养。

（点评专家：北京社会管理职业学院（民政部培训中心）

老年福祉学院院长 / 副教授　屠其雷）

"养老"变"享老" 幸福达尔罕

内蒙古自治区鄂尔多斯市康巴什区哈巴格希街道达尔罕社区

达尔罕社区位于全国首个以城市景观命名的 4A 级旅游景区——内蒙古自治区鄂尔多斯市康巴什区,隶属于哈巴格希街道。社区于 2012 年 5 月 18 日成立,辖区总面积约 1 平方公里,是一个典型的以转移农牧民为主的社区。达尔罕社区现有居民 1 718 户 4 966 人,其中,60 岁以上老年人 796 人,占社区人口总数的 16%,65 岁以上老年人 484 人,占社区人口总数的 10%。需要重点照顾的失能失智、重残、独居、空巢老人 109 人。

经过多年实践,达尔罕社区整合各方资源,打造为老服务阵地,开展设施适老化改造,探索适合转移农牧民的为老服务方式,帮助老年人融入城市生活,适应信息化时代,爱上新家,"养老"变"享老"。达尔罕社区受到各级党委政府的好评,荣获全国示范性老年友好型社区、全国新时代文明实践巾帼志愿阳光站、全国社会工作示范社区、全国学雷锋志愿服务联络站、中国文联新时代文明志愿实践联络点等 21 项国家级及省市级荣誉。

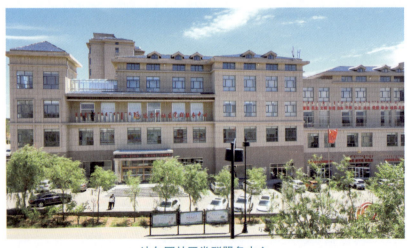

达尔罕社区党群服务中心

一、资源整合走心，汇聚"享老"幸福力量

在为老服务的前沿阵地，达尔罕社区通过党建平台多方聚力，调动辖区机关企事业单位、社会组织、个体工商户等社会力量形成合力，全力做好社区为老服务工作。

（一）整合各方资金，实现资金利用最优化

2021年，达尔罕社区党委牵头，整合康巴什区人大的民生实事项目资金、市区两级民政的为老服务专项资金、红十字会的博爱经费、街道社区的各项为民办实事等资金共计60余万元，用于推进社区为老服务工作，实现资金利用最优化。项目资金用于居民小区基础生活设施设备维修升级、居民楼及辖区内公共场所硬件设施适老化改造等方面。

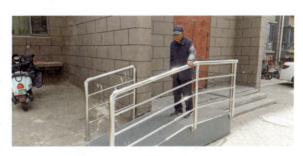

社区统筹资金为辖区单元楼门口安装无障碍坡道

（二）统筹调配人员，组建专业为老服务工作队伍

达尔罕社区将社区工作者、专业社工、党员志愿者、社区卫生服务中心医护人员进行有效整合，形成一支以社区为载体、社工和医护人员做服务、志愿队伍为依托，兼具精准服务与精心策划能力的为老服务力量。提供家庭医生签约、专业社工上门、心理疏导咨询、情绪抚慰、关系调处、矛盾调解及法律援助等系列服务，满足老年人的个性化需求。

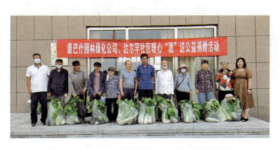

联系爱心企业为困难老年人捐赠蔬菜

（三）积极发挥余热，鼓励老年人参与社区治理

鼓励辖区老年人力所能及地参与社区治理、矛盾调处等工作，坚持群众的

工作群众做,让问题矛盾化解在基层一线,并采用"爱心储蓄积分"的方法提高老年人积极性。比如主动参与学习讲堂得1分,主动参与入户宣传得2分,主动参与文艺表演得3分,主动调解小区各类矛盾得10分,志愿认领小区绿化带维护得30分,志愿维护小区日常卫生得100分等。每1积分可抵1元钱,可在社区爱心超市兑换平价实物。这一机制的建立吸引了众多老年人参与,小区环境更美了,风气更正了,居民生活的幸福感更强了。

二、适老化改造办实,点燃"享老"幸福能量

(一) 活动区适老化改造,实现老有怡趣

达尔罕社区建成投入使用的为老服务阵地共7 800平方米,包括社区党群服务中心1个、小区党群服务站4个和为老服务中心1个。

党群服务中心共六层6 600平方米,功能齐全,设施完备,设有文艺活动室、舞蹈教室、老年学堂、心理健康聊天室等,是老年人每天进行文体活动、定期开展心理咨询的重要场所。每个小区也都建成党群服务站,总面积近1 200平方米,内设棋牌活动区、体育运动区等,老年人不出小区就可以开展丰富多彩的娱乐休闲活动。

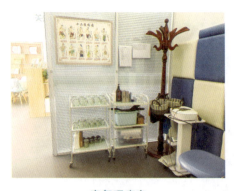

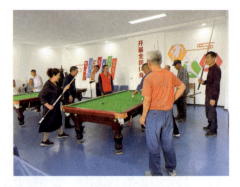

康复理疗室　　　　　　　　　老年人在小区党群服务站进行文体活动

2021年,社区利用统筹资金,将党群服务中心一层底商区域改建成集为老助餐、志愿服务、文体活动、理疗保健为一体的综合性老年服务中心,设有红心老邻居餐厅、老年人日间照料中心、康复理疗保健室,总面积700多平方米。其中,红心老邻居餐厅也是开展"银发生日会"、知识讲座、娱乐活动的场地,是老年人喜爱的"社区之家"。

（二）居民区适老化改造，实现老有依护

达尔罕社区将为老服务延伸至居民家中，运用政府补助等政策性资金近 10 万元，以"四两拨千斤"的巧劲，在辖区 70 岁以上老年人家中全部免费安装卫生间扶手。为辖区失能老人"量身定制"适老化改造方案，配置防褥疮床垫、无障碍床边餐桌、洗澡椅等助老辅助器具；在每个单元楼门口安装无障碍扶手或坡道，实现小区内无障碍通行全覆盖。

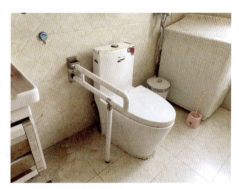

在辖区 70 岁以上老年人家中
免费安装安全扶手

三、夕阳生活多彩，提升"享老"幸福质量

（一）助老课堂，上好家门口的"智慧课"

社区"银龄学院"开展的活动从"菜单式"向"点单式"转变，老年人想听什么就讲什么，并在第一时间将老年人最想学习且最实用的应急救护知识、智能手机操作方法、预防老年诈骗安全教育等内容纳入课程，在天气允许的情况下课堂会从会议室变为小区广场、活动室等。为了帮助老年人适应信息化社会，社区开设了智能手机培训课程，课程开设以来，报名人数期期爆满。对于没有智能手机的老年人，社区工作人员一对一帮助他们使用康巴什区智慧服务"多多评·码上生活"平台，将老年人的基本信息录入二维码手环，通过反向扫码手环，实现在疫情防控、日常缴费等方面的智能服务，助力老年人生活更加

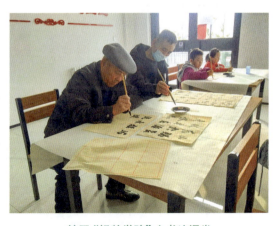

社区"银龄学院"之书法课堂

便捷、踏上社会发展的节拍。

(二)助老餐厅,做好家门口的"暖心饭"

幸福生活从关心老年人的吃饭问题开始。从 2021 年 9 月开始,达尔罕社区以政府购买服务的方式开设助老餐厅,让辖区老年人吃上了家门口的"暖心饭"。红心老邻居餐厅共 230 平方米,可容纳 50 人同时就餐,餐厅配备专职厨师、服务人员 3 人,为有需求的老年人提供早、中、晚三餐。来就餐的老年人纷纷表示,餐厅卫生舒适,饭菜可口实惠,很适合老年人的口味。

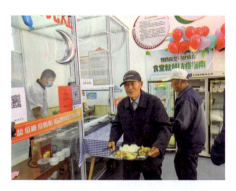

红心老邻居餐厅为老年人提供助餐服务

(三)医养结合,做好家门口的"守护者"

在医养结合方面,达尔罕社区建立"市级医疗服务机构+社区卫生服务中心+家庭医生"上下联动机制,打通医疗"15 分钟服务圈"。社区与哈巴格希街道社区卫生服务中心合作,组建老年人家门口的"医疗服务管家"——社区养老驿站。医护团队定期到驿站为有需求的老年人免费监测血糖、血压,讲解康养知识及康复理疗方法等,广受居民欢迎。对于失能半失能老人,医护团队按季度进行上门巡诊及提供体检服务。

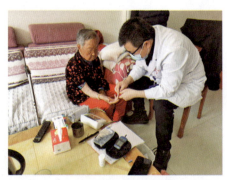

社区家庭医生定期上门服务

(四)老有所乐,让老年生活更精彩

为满足老年人对美好生活的进一步需求,社区陆续开办具有地域特色、老年人喜闻乐见的培训班,培训内容包括制作奶制品、刺绣、书法、剪纸、声乐等,不断提升老年人的精神境界、拓宽生活视角。社区定期组织的活动也非常丰富,如每月为辖区 70 岁以上老年人举办"银发生日会",每月 25 日为 60

岁以上老年人免费理发"爱心义剪"等。另外，社区还通过政府购买服务的方式，为辖区 172 户老年人开展免费家政清洁服务。如今，"银发生日会""银龄学院""爱心义剪"等项目，已成为达尔罕社区为老服务叫得响的品牌。

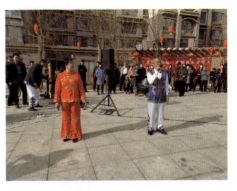

"红心文艺队"深入小区开展文艺演出

为进一步丰富辖区老年人的文化生活，促进和谐的邻里关系，社区培育转移农牧民带头人，组建社区备案的社会组织"红心文艺队"，通过自编自演地方小戏、二人台、快板等居民喜闻乐见的节目，让国家大政方针、社会积极正能量在社区传播，提升社区精神文明高度。

专家点评

内蒙古鄂尔多斯达尔罕社区是一个典型的以转移农牧民为主的社区，努力帮助老年人适应信息化时代、融入城市新生活，推动"养老"变"享老"，探索出了适合转移农牧民特点的为老服务方式。该社区以党建平台为依托，充分调动辖区内机关企事业单位、社会组织、个体工商户等多方主体的积极性，整合多方资金提升为老服务效能，统筹调配人员组建为老服务团队，鼓励老年人积极参与发挥余热，推动活动区适老化改造以实现老有怡趣，推动居民区适老化改造以实现老有依护，同时上好家门口的"智慧课"、做好家门口的"暖心饭"、打造家门口的"守护者"，从而让老年生活更加丰富更为精彩。该社区以满足老年人美好生活需要为目标，加强资源下沉和整合，着力打造适合老年人特点的高品质生活，在全国同类型社区中具有一定的示范效应和推广价值。

（点评专家：国家发展改革委社会发展研究所社会事业研究室主任 / 研究员　邢伟）

"林海模式 3.0" 汇聚 "享老" 幸福能量

辽宁省大连市中山区葵英街道林海社区

林海社区位于大连市中山区解放路中青街的青山翠谷之中,虽地处市中心,却群山环抱、景色宜人,占地面积 20 万平方米,绿化面积达 75% 以上,是闹中取静、居家养老的天然氧吧。社区现有居民 2 158 户 4 069 人,60 岁以上老年人 1 127 人,占人口总数的 27.7%。社区大多数老年人的子女不在身边,日常吃、住、行、医、娱等一系列养老问题一度是困扰家庭和社会的难题。为更好服务群众,林海社区全面打造 "三位一体" 服务管理模式,即社区党委书记、居委会主任到物业公司担任兼职督导员,到业主委员会担任列席代表;业主委员会主任、物业公司经理到社区党组织、居委会担任职务,建立起在党组织领导下,社区居委会、物业公司、业主委员会协同配合的工作机制。在此基础上,居家养老 "林海模式" 应运而生,包括 3 个必备项目(社区食堂、签约医生、文化娱乐)、4 个基本项目(信息平台、日间照料、康体锻炼、家政服务)和拓展项目(志愿者服务、金融缴费服务、集体旅游服务、邻里守望服务、财务托管服务、购物服务、夕阳创作室等),于 2017—2018 年被列入大连市政府重点民生工程向全市推广。如今的 "林海模式" 历经两次更新迭代,3.0 升级版更加贴近老年人需求,深受辖区老年群体和社会各界欢迎。

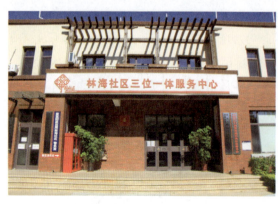

社区三位一体服务中心

一、老有所养，建设空间友好型社区

友好的空间环境，既是林海社区得天独厚的自然禀赋，更源于"老吾老以及人之老"的用心呵护与营造。林海社区着力从社区基础设施、服务运营模式的适老化改造提升开始，在"无障碍"建设中让老年人感受到友好的生活环境。

（一）适老化改造和宜居环境建设

林海社区从构建"友好型家庭"做起，联合专业的养老服务机构、物业公司上门为辖区高龄老人家中地面做防滑处理、卫生间安装扶手，特别是为失能老人"量身定制"智能化、适老化改造方案，安装可升降的护理型床位，配置紧急呼救设备，设置方便轮椅出入的坡道等，多维度改善老年人居家生活环境，实现老年人家庭与居家养老服务平台有效连接。辖区内 10 000 平方米的健身休闲场地建有多条健身步道、配备百余件健身器材，1 200 平方米社区活动室、800 平方米居家养老驿站全部免费向居民开放，方便老年人康体锻炼、棋牌娱乐。

（二）爱心巴士　服务畅通

林海社区整洁宽阔的林荫路上不时往返穿梭的棕色中巴车格外引人注目——这是社区的爱心车队，两辆节能环保巴士车从早上 6 点到晚上 8 点 365 天无休息，为居民提供摆渡服务。社区王大爷脸上洋溢着喜悦的笑容："以前不通车，我都不敢出门，小巴士、大民生，终于圆了我的出门梦！"在路线规划设置上，巴士起点是社区服务中心，终点是附近的城市公交枢纽站，途经养老服务驿站、健身广场、小食堂、超市等，串起"15 分钟社区生活服务圈"。爱心车队由社区居委会、物业公司、业主委员会"三位一体"共同协作运营，辖区单位、爱心企业、志愿服务队多方参与，全方位为辖区老

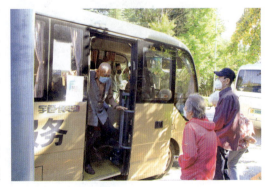

社区爱心巴士圆老人出行梦

年人提供定制化服务。

二、老有所依，打造服务友好型社区

林海社区积极探索老年人"四就近"服务内涵，以多项服务举措为老年人提供周到、便捷、高效、体贴的服务体验，汇聚从"养老"到"享老"的幸福能量。

（一）解忧食堂　吃饭不愁

林海社区有一个餐厅，早上 6 点开门纳客，晚上等最后一位客人离开才打烊关门。这里的餐桌很"与众不同"——每张桌子的四角、每张椅子靠背上都有一个镂空的"把手"，这是为适老化量身定制的首创设计，目的是让老年人站起坐下更有支撑。明亮的墙面、防滑的地面、进门就是洗手台，适老化无障碍设计、为老敬老爱老元素随处可见。这便是云集敬老爱心的"林海小食堂"，每餐的客流量有 800 多人。2015 年 11 月，为满足老年人就餐需求，街道社区严格把关，引进有能力、有情怀、热衷公益的爱心企业，由物业提供 800 平方米场所，共同建设"林海小食堂"，为辖区居民提供优惠、营养的三餐服务。小食堂升级改造后，一楼开设了综合性超市，提供品类繁多的平价惠民日用品，小食堂新开发的微信小程序还增加了网上订餐、电话订餐服务，由社区志愿者将"暖心饭"为出行不便的老年人送上门。

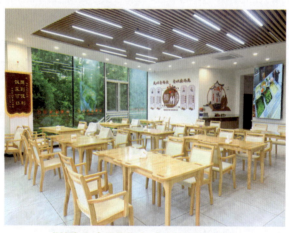

"林海小食堂"餐桌、餐椅适老化设计

(二) 医养一体　看病不难

2020 年 10 月 23 日夜晚,患有心脏病的傅阿姨感觉胸口疼痛,于是按下了"一键呼"红色按键,求助信息自动发给了小区监控中心、社区网格员以及傅阿姨的女儿。小区值班员紧急联系了 120 急救车,网格员则立即通知物业工作人员和志愿者赶到傅阿姨家中,经过医院抢救治疗,傅阿姨转危为安。事后傅阿姨来社区送锦旗表示感谢,她激动地说:"如果不住在林海社区,我的命就没了。"正是受益于家中安装的快捷应急系统,林海社区已有十余位老年人的生命得到了挽救。社区还联合大连大学附属中山医院,把三甲医院的优质医疗服务送上门,实现"医养"无缝对接,为辖区 70 岁以上老年人签约家庭医生,社区"远程问诊室"每周二、周四有全科医生坐诊,为老年人提供免费健康咨询和就医指导。

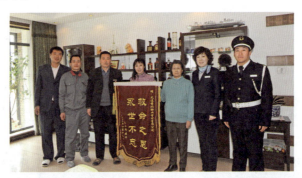

社区爱心"一键呼"挽救十余位老年人生命,居民赠送锦旗

(三) 居家养老　一站配齐

林海社区依托政府提供购买服务扶持政策,引进专业养老服务机构运营管理,连接各方资源,充分挖掘、释放社区居家养老内在潜力,打破单一由志愿者队伍提供服务的传统方式,转变为与专业养老服务机构双向合作,重点为失能、半失能老人提供生活照料、助浴、助餐、助洁、助行、助洗、助医、代

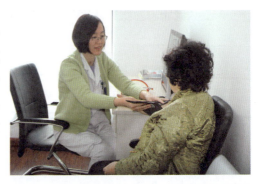

社区养老驿站签约医生为老年人提供医疗服务

办、精神慰藉、康复辅助(保健)、日间照料、助急服务等个性化、多元化、可定制的"一人一策"居家养老上门服务。

三、老有所乐,创建人文友好型社区

(一)"月月林海节"丰富精神文化生活

林海社区根据自身特点,每个月都有属于自己的"节日",美食节、踏青健康节、童稚儿童节、登高老人节、浪漫时尚节等,在这些节日中,老年人成为活跃在社区文艺文化舞台上的主力军,太极拳、舞蹈、模特、诗朗诵、歌唱比赛样样精通,秀出别样银发风采,也在活动中拉近了与社区、物业、邻里之间的距离,感受社区的温暖。

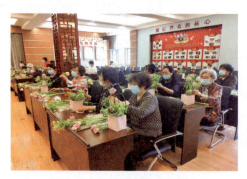
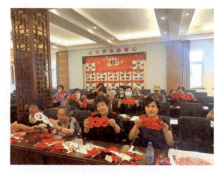

社区新时代文明实践站老年人插花活动　　社区新时代文明实践站
　　　　　　　　　　　　　　　　　　"红色剪纸'剪'百年"活动

(二)"老年志愿服务队"积极参与社区治理

林海社区有老年志愿者 157 人,其中有老楼长、基层宣讲员,在社区党史学习教育、疫情防控、燃气排查、人口普查、社区建设、基层治理等工作中,这支老年志愿服务队以其自身特有优势,深入群众、耐心倾听、精准宣传、有效沟通,让老年人在参与社区治理、服务群众过程中享受成功的喜悦,重拾自我价值,实现积极养老,服务社会,乐在其中。

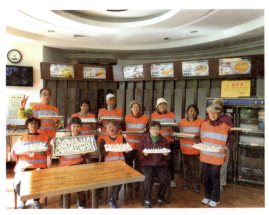

社区老年志愿者参加小食堂帮厨活动

专家点评 ┈┈┈┈┈┈┈┈┈┈┈┈┈┈┈┈┈┈┈┈┈┈┈▶

　　伴随我国人口老龄化趋势的不断加剧,老年人的健康生活愈发成为社会关注的焦点,为老服务的有效供给和可持续发展成为老年友好型社区建设的"硬核"指标。大连市中山区葵英街道林海社区推出以小食堂、家庭医生签约、爱心车队为核心的服务项目,解决了社区居家老年人的就餐、医疗、出行等主要生活需求。在就餐方面,街道引进爱心企业,物业免费提供场所,共同建设"林海小食堂",为辖区老年人送上优惠、营养的三餐服务。在医疗方面,社区联合三甲医院设置"远程问诊室",为老年人提供免费健康咨询和就医指导;同时,为 70 岁以上老年人家庭安装可视系统,提供呼叫医生、会诊申请、预约挂号等服务。在出行方面,社区居委会、物业公司、业主委员会协作运营爱心车队,为社区居民提供全天候摆渡服务。大连市"林海模式"紧贴老年人需求实际,创建工作具有可行性、有效性、可持续性等诸多优点,在社区治理和服务层面值得参考复制。

　　（点评专家:中国健康教育中心原副主任/教授　陶茂萱
　　　　　　国家卫生健康委宣传司原巡视员　王华宁）

推进"五护"特色　强化社区服务

吉林省长春市南关区民康街道九圣祠社区

民康街道九圣祠社区位于长春市南关区西北部,辖区总面积0.24平方公里,共有居民3 999户8 990人。社区地处老城区,辖区面积小,居民相对集中,60岁以上老年人1 707人。九圣祠社区针对老年人体弱、出行困难、独居等现状,以看护、呵护、爱护、管护、保护为服务载体,联合相关专业机构、驻街单位和社会组织力量,开展形式多样的为老服务,全力打造全国示范性老年友好型社区。

一、机制健全,看护服务心贴心

为了更好地为辖区老年人提供看护服务,满足老年人日常需求,九圣祠社区充分发挥网格长常态化入户走访的作用,贴心服务辖区老年人。社区建立为老服务工作领导小组,建立健全为老服务机制。其一,建立工作责任制,对各网格长明确任务分工,并设专人负责老龄工作,为老年人提供专业化、精准化服务;其二,建立监管督促机制,把为老服务工作纳入社区年度工作目标进行考核,工作落实不到位的及时上报街道,由街道对社区进行监管和督促;其三,构建可持续发展制度,社区每月定期召开为老服务工作小组会议,社区工作人员全面汇报总结、分析问题、制定措施,促进社区为老服务持续推动发展。社区发挥吉林省居家养老协会等社会组织的作用,建立"智慧医疗＋智慧医养",为老年人开展"社区幸福驿站""健康小屋""就医通道""便民生活服务超市""营养配餐""综合理疗"等特色服务项目。由网格长牵头共同主动上门服务,通过上门健康义诊、药剂师指导、就医绿色通道等,对辖区老年人的健康状况进行有效管理,为有医疗和养老需要的老年人提供看护服务,如上门诊疗、上门理疗、上门看护等。依托吉林省居家养老协会就医平台,实现三甲医院线上预约挂号、远程诊疗、在线复诊、电子处方、电子病历共享等线上医疗服务功能,为老年人进行健康检查、建立健康档案、开展健康调理。对独居、空巢、失能、重残等特殊困难老年人提供吉林大学第一医院全程陪诊、用药指导、家庭医生签约上门、长期照护等服务。解民小区一位年过七旬的刘阿姨,是辖区内空巢老人,有一天晚上突感身体不适,疼痛难忍。刘阿姨给社区网格长打电话说明了自己的身体状况,网格长了解情况后及时与吉林省居家养老协会就医平台对接,确认可以接诊后,社区立刻向医疗保障组请求专车,帮助刘阿姨预约医院专家,并及时送至医院,就诊过程仅用时 20 分钟。创建老年人就医绿色通道,解决辖区居民看病难的问题,让老年人在社区就能享受到私人定制式的就医服务。

二、融合资源,呵护服务献爱心

　　为满足辖区老年人日常需求,解决生活难题,九圣祠社区多方联合,整合资源,提供爱心式呵护服务。社区发动社区汇助老志愿者协会,为老年人提供家政收纳、智能手机拍摄、营养配餐等生活服务,同时组织社会力量为老年人提供理发、剪指甲、按摩等爱心服务。社区与吉林省老年大学开展"双进"活动,社区老年人可以到省老年大学集中学习,省老年大学老师也定期走进社区指导老年人开展各具特色的文体活动,提升社区老年人文化修养,陶冶情操。社区还发动驻街单位认领社区"十大特色服务项目",辖区驻街单位爱尔眼科医院开展了"守护健康"服务项目,为辖区老年人开展眼健康检查。社会组织"中狮联吉林携手服务队"开展"温暖夕阳"服务项目,志愿者上门入户为老年人拍摄全家福;沁园社会工作服务中心为老年人开展"手机老年课堂"服务项目,通过项目服务拉近社区和老年人的距离,解决老年人的日常生活难题。这些服务项目启动后,共计开展各类特色服务 5 万余次,受到了辖区老年人的欢迎和好评。社区还不断促进老年人参与社区治理,开展了"社区新治理共创会""精英齐聚、虎虎生威联心会""爱如春晖

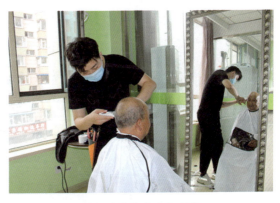

义工为老年人义务理发

情暖夕阳"关爱老年人心理联谊会等各具特色的活动,激发老年人老有所为的热情。

三、情怀延伸,爱护服务显真心

九圣祠社区把近 3 000 平方米的阵地全部用于为辖区老年人开展各类服务,用爱护服务拉近社区和老年人的距离。九圣祠社区作为吉林省首批"文养结合"试点社区,现有舞蹈、器乐、戏曲、合唱等各类协会、社团等社区社会组织 18 支 300 余人。充分结合辖区老年人的精神文化需求,围绕不同节日、节点,组织老年人走进小区、走上舞台,开展不同主题的文化活动,展现正能量、弘扬好家风。平均每天到社区活动的老年人达 300 余人,老年人不仅锻炼身体、愉悦身心,还能服务他人,传递幸福。社区民族舞社团成员孙女士今年 67 岁,在社区学习舞蹈已有两年半时间,不仅学会了十几支舞蹈,更重要的是,她发觉自己的身体状况和精神状态都发生了变化。"从前身体不好,每到阴天下雨就关节疼。自从学习跳舞以后,这些毛病都没了,感觉整个人都变快乐了。"社区还将老年人队伍发动起来,建立了社区为老服务志愿者队伍,使辖区老年人开展互助养老、邻里守望服务活动,参与社区治理,实现自我服务、自我组织、自我管理。过去,遇到烦心事闹心事找社区、上信访,现在楼上楼下串个门就有了着落。社区依托蜂巢自治中心,引导和组织辖区老年人参与小区自治等服务活动近百余场次。

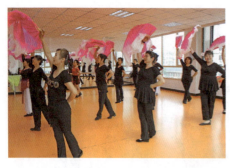

社区艺术团排练舞蹈

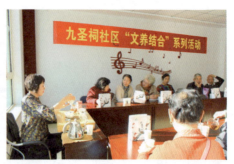

文养结合老年人茶艺培训

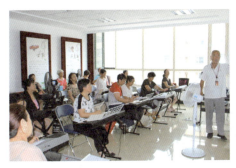

老年人电子琴培训

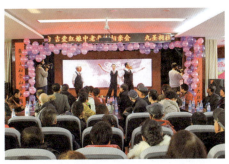

老年人联谊会

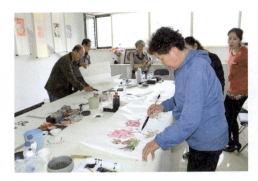

老年人书画活动

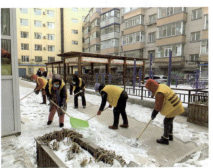

小区居民自治扫雪

四、细致入微,管护服务见用心

　　由于地处老城区,社区老年人的各类需求相对复杂。如何让辖区老年人在社区生活能够得到有效管理和服务,一直是社区研究探索的问题。通过深入老年人家中走访调研,充分听取老年人的意见和建议,根据老年人的出行需求,及时将公共区域便民扶手安装好,为使老年人冬天出行更温暖,在居民小区楼道扶手上安装了暖心绒布。为了给辖区老年人营造舒适宜居的环境,社区每周清理乱堆乱放,夏季除草冬季清雪,及时修复马路边石和小区休闲设施,将影响居民出行的环境设施进行了集中整治。为了解决老年人轮椅出行不方便问题,社区联系相关部门和物业,集中为老年人出行不便的区域修建缓坡,使老年人能够安全出行。打造主题文化楼道和彩绘墙体,建立休息凉亭廊架,社区书记与小区党支部书记定期针对小区路灯、监控摄像头等是否修补,小区绿化是否达到标准,车棚搭建是否满足居民停车需求,及时提出管理办法并限定整改日期。通过点滴处、细微处的管护关怀,让老年人出行更方便,社区环境更宜人。

五、精准对接,保护服务真细心

为了给辖区老年人提供优质的法律保护服务,从 2017 年开始,社区建立了法律服务中心,将派出所、检察院、法院、公证处等部门资源整合,与律师事务所合作,每天律师坐班,为辖区老年人提供各类免费法律咨询服务,将法律宣传、法律咨询、法律代理、法律援助、法律调解引进社区,开通法律服务"绿色通道",将法律服务送到老年人家门口。特别针对"电信诈骗""保健品诈骗"等法律问题,引导老年人树立正确的理财方法与养生观念,自觉抵制各类违法诈骗活动,为老年人安享幸福、健康的晚年提供坚实的法律保障。社区法律服务中心已成为基层老年人矛盾调解的阵地,是维护老年人利益的"保护伞"、解决老年人合法诉求的"减压阀",累计为辖区老年人提供各类法律咨询解答 800 余件,真正将普法的温度照到老年人心坎。

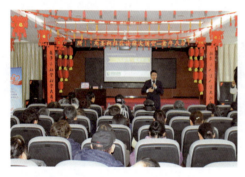

社区法律服务中心为老年人普法

专家点评

长春市南关区民康街道九圣祠社区在建设老年友好型社区过程中,充分发挥专业机构、驻街单位和社会组织力量,以看护、呵护、爱护、管护、保护为服务载体,开展形式多样的为老服务。社区为老服务工作责任落实到位,活动组织到位,效果感受到位,老年人在社区实现老有所养、老有所为、老有所医、老有所乐。案例撰写既覆盖全面又体现重点,既有工作做法又有群众感受,让读者能切身体会社区为老服务的内容、水准和效果,有身临其境的感受。

(点评专家:浙江省疾病预防控制中心健康教育所所长 / 副主任医师　张雪海
江苏省疾病预防控制中心主任医师　李小宁)

社区服务强化老年友好
"铁人"故乡凸显夕阳红

黑龙江省大庆市让胡路区创业城街道八社区

创业城街道辖区总面积 6.72 平方公里,居民 2.3 万户 5.8 万人,下辖九个社区。创业城八社区党支部委员会成立于 2015 年 7 月,辖区现有居民 3 104 户 7 326 人,联系和服务 60 岁以上老年人 2 559 人、80 岁以上 874 人、90 岁以上 29 人。

创业城八社区充分发挥辖区"铁人精神"红色资源富集区位优势,以"爱国、创业、求实、奉献"的精神服务社区、建设社区,打造和谐幸福宜居的红色社区。

一、合力共建,提升助老服务能力

(一) 一张网格图,情系千万家

创业城八社区全面推行"网格化管理、组团式服务"工作模式。网格群按居民楼进行划分,共划分为 10 个网格,每个网格都有专门网格员 24 小时为居民提供服务。只有把社区的网格织得更细、更密,管理的触角伸得更多、更深,才能为生活

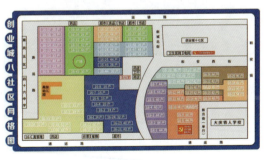

创业城八社区网格图

在"格子"里的社区老年人提供更加有针对性、个性化的服务。

疫情期间,社区党支部广泛动员辖区党员、单位职工、大学生、爱心群众

400余人,建立红色网格先锋队、红色志愿服务队、红色安全巡逻队等八支红色铁人式队伍,克服困难,为社区老年人配送物资、代办燃气卡、购药、送快递、办理市民通二维码,以及为老年人发放抗疫物资等,保证老年人的安全,帮助他们顺利渡过难关。

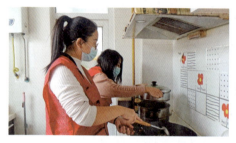

为需要长期照护的独居老人做饭

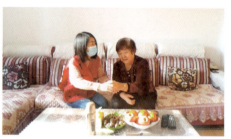

长期开展"敲门行动"为老年人提供上门服务

(二) 一抹"创业红",传承"铁人红"

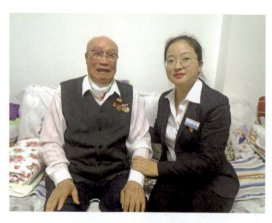

慰问抗美援朝老英雄

积极打造党群活动中心,做优"党建长廊""党建小广场""党建橱窗"等党建阵地,通过老照片、老物件等再现会战创业场景,全面营造红色氛围。将"红色文化"资源打造成富有鲜明特色的"创业红"品牌,强化"红色引领",壮大"红色队伍",使铁人精神得到进一步实践和升华。社区组织辖区老党员编排"三句半"《党的政策说不完》,通过百姓喜闻乐见的形式真正让党的理论走进群众、走进生活,打通基层理论宣讲的"最后一公里"。编印《会战魂,永流传》书籍和光盘,刊录10名"老会战"故事,发放到机关、企业、居民家中,在开展红色教育的同时,也加深辖区各单位的互动交流。组织千余名"老会战"在巨型党旗上签字表决心永远跟党走,并把党旗赠送给铁人学校,让鲜红的旗帜与铁人精神在校园飘扬。创业城八社区圆梦艺术团开展"峥嵘岁月铸百年风华,红心向党耀千秋伟业"庆祝建党 100 周年文艺演出,录制"一颗红心跟党走、永不褪色铁人红",表达了老年人热爱党、热爱祖国、热爱大庆的赤诚情怀。

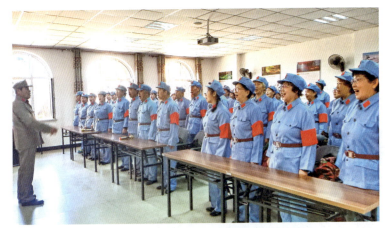

"庆七一"老年大学开展红色教育演练大合唱

(三) 一处健康站,医生在身边

创业城八社区联合彩虹社区卫生服务中心共同打造社区健康养老驿站,以求实、奉献的铁人精神为社区老年人提供医疗服务。每月 10 日、20 日、30 日在活动中心为辖区居民测量血糖、血压,准确登记就诊老年人的身体健康状

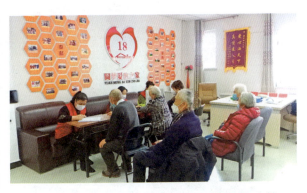

每月 10 日、20 日、30 日为辖区居民测量血压、血糖

况,有针对性地普及宣传保健常识。每年为 65 岁及以上老年人开展免费体检及常见病、慢性病诊治等就近医疗服务。体检项目包括肝功能、肾功能、血糖、血脂、血常规、尿常规、心电图、B超等常见疾病预防检查,还定期为老年人组织健康讲座,提供健康教育、医疗保健康复服务。

"经常有医生到活动中心,为大家进行体检。"创业城 16 区居民李阿姨对社区的医疗保健服务很满意。80 多岁的"老会战"孙大爷说:"不出家门就可以享受上门医疗服务,健康养老驿站让居家养老有了医疗保障,让我们更安心、子女更放心。"健康养老驿站周站长说："我们将不断完善医疗服务水平,通过电话问诊、健康讲座等多种方式,让辖区老年人健康居家。"

二、普惠餐厅,关爱老年人幸福晚年

居家养老最主要的就是吃饭问题,面对实际困难,社区再次发挥求实、奉献的铁人精神,携手创业城九社区居委会打造普惠性老年餐厅。"老年餐厅,幸福食堂"普惠性老年餐厅为老年人提供午餐服务,65岁以上老年人每餐8元。老年餐厅经营者说:"自从老年餐厅开办后,创业城其他社区的不少老年人也过来用餐,我们为大家服务的标准都一样。"为了让老年人安全用餐,餐厅安排专人看护老年人,帮老年人把饭菜端到餐桌前;遇到雨雪天,有专人搀扶进出的老年人,避免老年人摔倒。

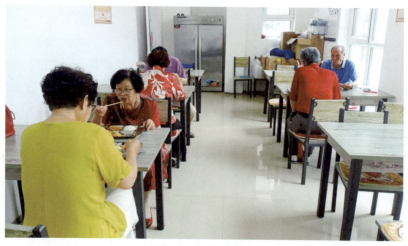

老年餐厅,幸福食堂

三、爱心之家,搭建鹊桥寻找旧友

为了丰富辖区老年人生活,创业城八社区成立"圆梦爱心之家",组织老年人开展寻找旧友、鹊桥搭建等活动。设立"红娘鹊桥",建立单身老年人档案,为有意愿的单身老年人牵线搭桥,帮他们找一个合得来的伴侣,在生活上相互照应，在心灵上相互依靠。开展红娘鹊桥活动后，已有 20 对老年人生活在一起，其中年纪最大的近 80 岁。

开通"寻找旧友"热线，帮助 26 位老年人找到了 42 位旧友。董大爷发现"寻找旧友"的告示，提出寻找老战友的请求，仅仅十多天，董大爷就找到了同样居住在创业城的旧友，圆了心愿。

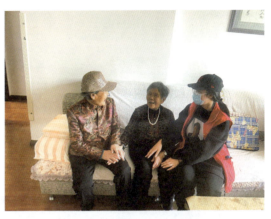

"寻找旧友"热线帮助 26 位老年人
找到了 42 位旧友

四、爱心之家，实现老年人社会价值

社区成立临终关怀小组，为 117 位临终老年人及其家属进行心理疏导，帮助老年人正确认识生命的意义，坦然面对人生终点。社区临终关怀活动负责人闫大爷，是市殡葬协会副会长，也是一名"老会战"。谁家的老年人过世了，只要通知他，他都会去帮助处理后事。曾经，创业城 16 区一户业主家的保姆找到闫大爷："我护理的老年人在家中过世了，子女在外地一时赶不回来，您能不能帮助料理一下后事？"闫大爷立即赶过去帮忙，老年人的子女回来后，登门要以资感谢，被闫大爷谢绝了。闫大爷说："社区的这项服务，就是为了让居家养老的老年人能够有尊严地离开。"

"家有一老，如有一宝"。很多老年人不仅有为他人服务的能力，更有服务他人的爱心和热情。社区成立圆梦爱心之家，开展各种爱心活动，为老年人提供奉献爱心和热心的平台。通过社区开展多种多样的活动，老年人相互之间越发熟悉，发现谁家有困难，都会主动上门帮忙。

马阿姨居住在创业城 18 区，加入志愿者服务队后不仅学会了量血压，还学会了理发，经常帮助社区高龄老年人打扫卫生、做饭……由于表现积极，马阿姨光荣地加入了中国共产党。马阿姨说："我都 74 岁了，没想到还能入党，这是我人生中最大的收获。"老年人既是公益活动的参与者，又是受益者，不但发挥了余热，也实现了社会价值。

专家点评 - ▶

作为"铁人"的故乡,以弘扬"铁人"精神,聚焦"五个老有"需求为服务宗旨,大庆市让胡路区创业城街道八社区倾力建设和谐幸福宜居的红色社区,为老年友好型社区创建提供了有益探索。

普惠性老年餐厅在九个居委会落地开业,使老年人在"幸福食堂"体会到了家的味道;"健康养老驿站"可提供彩虹社区卫生服务中心的各项服务,使老年人在家门口就享受到全周期的健康服务;在"圆梦爱心之家"设立"红娘鹊桥",开通"寻找旧友"热线,为老年人寻觅爱情、加深友情搭建了温馨的服务平台;铁人志愿队伍开展"敲门行动",为高龄、失能、独居老年人办实事、送温暖;为强化全方位服务理念,社区成立"临终关怀小组",开展临终老年人的心理疏导和安慰,使老年人在人生的"最后一公里"享有充分的心理宁静平和。

结合社区居民背景,将"老会战"精神融入党建工作日常,组织开展符合老年人习惯的精神文化和宣传教育活动,让老年人在追忆往昔中点燃昂扬向上的正能量,在晚年生活中充满活力,力所能及开展老有所为奉献社会。

（点评专家：中国健康教育中心原副主任／教授　陶茂萱
　　　　　国家卫生健康委宣传司原巡视员　王华宁）

固"圆心" 建"扇面"
连片式适老化改造让为老服务更显温度

上海市闵行区江川路街道电四社区

闵行区作为上海一个重要人口导入区域,老龄化程度日渐加深,截至2021年年底,60岁及以上户籍老年人口达39.11万余人,占户籍总人口的31.6%。俗称"老闵行"的江川路街道是新中国机电工业摇篮和航天重器基地。镶嵌于其中的电四社区,作为20世纪60年代工人新村之一,老龄化程度高达45.7%。

近年来,闵行区江川路街道通过实施上海市首个连片整体规划的适老化改造项目——一桥四方,解决了电四社区相关设施陈旧、配套不够齐全以及老年人群体量大、情感上对故地依恋、个人收入与高品质养老愿望不匹配等痛点问题,不仅增强了社区老年居民的获得感满意度,也为全国示范性老年友好型社区建设的探索实践提供了全新的"上海样本"。

一、搭建班子,确定目标

街道成立了以党工委书记和主任挂帅的工作领导小组,下设由街道党工委书记、主任和两名委员为组长的调研组,由负责城建的副主任为组长和社区发展办、房管办等4个科室人员参加的规划组,由街道纪工委成员组成的督导组,由街道主任率投资中心、保障办、服务办、文体馆等8个科室人员组成的工作专班组,基本融合了全部科室、整合了全部资源。同时,还做到"三个明确",即明确各组的具体职责分工;明确纪律要求,一旦发现问题严格按党纪法规处理;明确工作推进时间表,各项为老服务改造项目必须于2020年10月前保质保量交付使用。

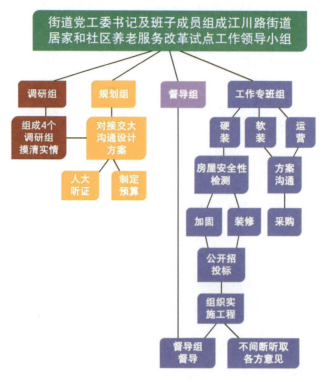

整体工作框架图

二、实地调研,掌握需求

街道邀请院校、专家、行业头部的服务团队组成4个调研组,结合江川区域老年人需求情况,综合地理位置、现有资源状况、为老服务现状、人群结构特点等多种因素,先后5次深入各点开展调研,掌握了第一手资料。比如:在硬件设施上,人车混道、人行道狭窄、防护栏老旧、台阶高差大、缺乏导视系统;楼道内扶手老旧、电线裸露、线路老化,照明条件差;缺乏

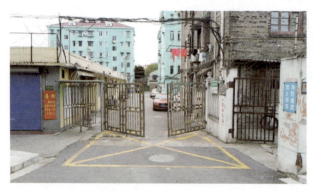

电四社区街面改造前

可供老年人休闲、娱乐、交流、健身的公共设施。在情感因素上,老年人放不下熟悉的环境、亲人和朋友。该社区 98% 的老年人迫切希望能在熟悉的环境中、亲情的陪伴下原居安养。在地理位置上,以电四社区为圆心,画出 15 分钟养老服务圈,可以覆盖 21.5 万平方米、9 个小区,惠及户籍人口 9 070 人,其中户籍老年人 4 145 人。

三、因地制宜,专业规划

街道党工委邀请市养老服务行业协会资深专家为项目顾问,聘请坐落于江川路街道、拥有开展城市建设丰富实践经验的上海交通大学为改造规划设计项目承接单位。经过多次实地勘察,历经半年时间 5 次修改,最终敲定了以北竹港桥为圆心坐标,分别在桥的东南、东北、西南、西北角四个方向,建设综合为老服务中心、长者照护之家、孝亲广场等为老服务设施,并以"一桥四方"命名连片式适老化改造图纸。

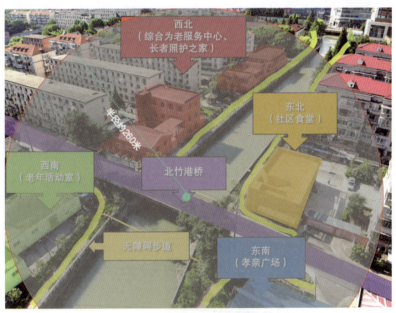

"一桥四方"规划全貌图

此规划使居住于电四社区的老年人最多步行 613 米,花费 9 分钟即可到达他们感兴趣的为老服务场所。

四、回租改造,原居安老

在实施项目改造过程中,遇到了电四社区可利用的公共服务资源极为紧缺的难题。工作领导小组为盘活规划区域内存量房屋资源,决定采用"回租 + 改造"的方式。"回租"就是以 33.7 万元的价格,将规划区域内存量的电机厂退管会、精密铸件厂、煤气站等碎片空间和闲置房产通过政府租赁方式收回盘活。"改造"就是斥资 1 892 万元对回收房屋进行软硬装改造。2020 年 10 月,建筑总面积达 8 419 平方米的"一桥四方"终于建成,实现了家门口嵌入式、非营利、普惠性综合为老服务目标。

五、一桥四方,温情服务

(一) 注重硬件设施的"温情"改造

一是体验温情——社区综合为老服务中心。融合专业照护、医养结合、智能服务、家庭支持等功能于一体,重点围绕老年人"信息、情感、服务"三大需求,形成两级供给网络,打造全天候、一站式、梯度衔接的服务模式。2020—2021 年,共接待服务老年人 6 万余人次。

二是住得温情——长者照护之家。内设 25 张老年人床位,配备具有专业护理和沟通能力的护理人员、社工 6 名,主要提供机构住养照护、中短期喘息服务、康复护理以及社区居家服务。2020—2021 年,共入住老年人 62 人次。

三是吃得温情——社区食堂。坚持全年无休,突出安全卫生、营养丰富、方便快捷、价格适中。做好"三提供"工作,即提供优惠套餐,让老年人尽享实惠;提供送餐服务,让老年人就餐不愁;提供共享空间,让老年人餐后怡情。2020—2021 年,用餐老年人达 4 万余人次,提供老年优惠套餐 5 000 余份,送餐上门近 2 万次。

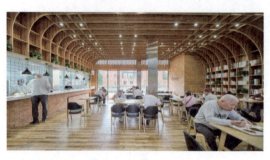

电四社区老年食堂

四是玩得温情——老年活动室。内设健身区域、家门口照护站、阅览室等功能空间,有老年电动跑步机、坐蹬训练器、拉伸架、平衡训练器等 14 台适合老年人运动的器材。2021 年,共服务老年人 1 800 余人次。

五是游得温情——孝亲广场。通过城市客厅、康健步道、秘密花园、太极广场和主题广场五大区域的合理布局和敬老文化的融入,不仅为老年人提供了一个户外散步、锻炼、交流的场所,还弘扬了"电机人"孝亲敬老文化。

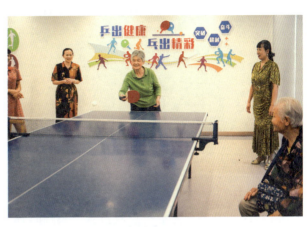
电四社区老年活动室

六是走得温情——无障碍步道。全长 1.8 公里并附带一条条荧光色无障碍慢行指示系统贯穿电机片区各居民楼,极大地方便了老年人的出行。在楼栋入口处,精心修造的低宽型台阶更易老年人行走;配上扶手的无障碍通道;入夜后,原木色扶手会亮起灯光,可防老年人摔倒;每一层楼用不同颜色标明楼层数,防止记忆衰退的老年人忘记楼层;楼道内电线、网线、电话线等各类杂线,统一收纳进管网,大大降低老年人的意外风险。

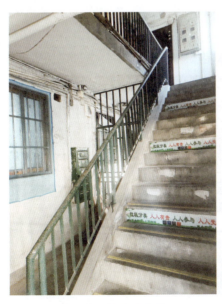
电四社区楼道改造前

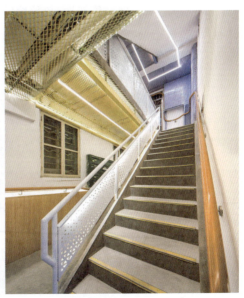
电四社区楼道改造后

(二) 突出软件设施的"温情"内涵

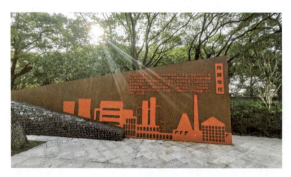

电四社区孝亲广场"光辉岁月荣誉墙"

围绕"历史、光辉"这一与电四社区建设进程相关的发展演变,在适老化改造中融入老闵行作为新中国重工业脊梁的历史定位等机电元素,比如:孝亲广场设置"光辉岁月荣誉墙"、长者照护之家软装保留工业元素、北竹港涂满电机工业文化元素彩绘等;社区小剧场定期举行反映过去、现在和将来电机事业发展的各类团体活动、共建活动、党建活动;室外花园融入工业风设计元素,呼应老闵行历史上"民族工业摇篮"美誉。

随着 8 419 平方米电机适老化片区的建成,昔日斑驳的老旧小区完成了历史与现代的穿越,电机片区老年人也亲历了社区为老服务设施面积由每千人 20 平方米跃升至 125 平方米的巨变,老一辈电机人对便捷式、专业化为老服务的需求正逐渐变为现实,社区在百姓中赢得了口碑。

一是对比度较强。改造后,街道组织人员相继召开了 3 次座谈会,老年人普遍反映,改造前与改造后形成鲜明对比:以前各种服务跑断腿,现在抬脚迈腿得实惠;以前老友相见反复约,现在定点定位随时见;以前怀念过往凭空想,现在触景生情在眼前;以前子女担心照顾难,现在子女安心干工作。

二是感受度较好。通过改造,老年人真切感受到了"五老"需求的满足和"夕阳红"的灿烂。在电四社区组织的各种文体团队中,有的把改造后的体会编成了《"一桥四方"别样红》快板书,以此赞美老年美好生活;有的组成了志愿宣讲队,到当地学校、企业宣讲电机事业发展史、传播电机人奋斗精神;还有的通过摄影、书画等形式,以微信

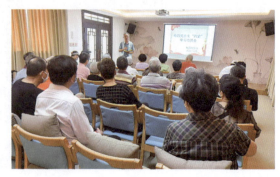

电四社区综合为老服务中心小剧场

为载体,宣传改造后的美好生活。

三是满意度较高。在先后 4 次的问卷和入户调查中,无论是老年人,还是其他年龄层次的居民,满意率均在 93% 以上。其中 95% 的老年人认为社区改造后老年生活有了品质,95% 的老年人感到在就医、就餐等方面有了很强便捷性,92.6% 的老年人对各服务站点的多样化服务比较满意,92% 的年轻人认为照顾老年人的负担明显减轻。

专家点评

上海市江川路街道电四社区是 20 世纪 60 年代建成的工人新村,也是上海典型的老旧小区。作为城市老旧小区的缩影,存在老龄化程度高、人群体量大、相关设施陈旧、配套不够齐全、为老服务内容不充分等痛点问题。而老年人情感上对故地依恋、迫切期待在社区高品质养老的愿望与现实为老服务供给的不平衡,促使该社区在创建全国示范性老年友好型社区期间,创新探索"圈定点""辐射面"的连片式适老化社区改造。通过摸清需求、专业规划、回租改造、温情服务等工作方法,以有限的资金实现了为老服务效益的最大化,得到了社区老年人的普遍认可,有效提升了老年人的满意度、感受度和获得感。该案例采用叙事的手法,紧贴老年人需求,紧扣适老化改造过程中的难点、痛点问题,思路清晰、素材丰富、内容翔实、数据可靠、特色鲜明、文字通俗,讲好了社区为老服务的上海故事,为城市、城镇老旧小区开展适老化改造提供了可复制、可推广的成功经验。

(点评专家:中国人民大学残疾人事业发展研究院副院长 / 教授　杨立雄
上海市健康促进中心副主任医师　金伟)

打造"基本养老＋"多维服务的幸福养老样本

江苏省苏州市常熟市支塘镇蒋巷村

常熟市支塘镇蒋巷村位于阳澄水网地区的沙家浜水乡，是中国经济发达地区农村老龄化社会的一个缩影。50多年前的蒋巷村是一个地势低洼、交通闭塞、血吸虫病危害严重的偏远村、贫穷村，村民体质普遍较差，平均寿命在60岁左右。如今的蒋巷村已成为闻名遐迩的富裕村、文明村、生态村、健康村、长寿村。2021年年底全村200户877人，60岁以上老年人229人，占总人口的26.1%；其中，80岁以上老年人40人，占老年人口的17.5%。

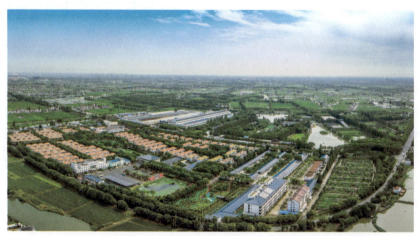

蒋巷村全景

蒋巷村针对老年人在健康养老、社会参与、精神文化等方面的需求和适老化元素融入不够充分等痛点问题，在落实村民"基本养老"服务的基础上，因地制宜在"＋"多维服务上下功夫，高质量建设老年友好型社区，全村老年人的获得感、幸福感和安全感明显提升。

一、提升"老有优居"服务，营造更加健康和谐宜居的养老环境

（一）优化老年人居住方式

村里供老年人选择的居住方式有3种。一是入住村级老年公寓。现有158套，每套60平方米，均为砖木结构的平房建筑。老年夫妻双方年满65岁就能申请免费拎包入住，全村已有95%的老年人入住。老年公寓与村民住宅区仅有"一碗汤"的距离，便于入住的老年人日常与子女来往，也减少了老年人在生活方面与子女的矛盾，使家庭更加和美，增强了老年人享受美好生活的自信。"以前养老靠大细（子女），现在养老靠村里。"九旬老年人于奶奶已在老年公寓住了近20年，精神矍铄，言语清晰。谈及安逸无忧的生活，老人们几乎异口同声："住这儿热闹，村里的热心人还经常上门帮忙洗衣服、打扫卫生，我们想到和想不到的事，村里都帮我们想到了。"二是鼓励老年人与子女同住。对老年人与子女共同生活的家庭，根据老年人的年龄每年给予不同程度的奖励（目前达到每个老年人1 000~1 500元）。三是资助入住村级护理院。本村老年人因年老体弱生活不能自理入住蒋巷护理院，村集体每月补助800元生活费，每年年底发放10 000元补助金。

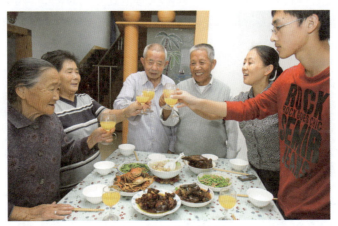

家人为 95 岁的蒋爷爷过生日

（二）更多融入适老化元素

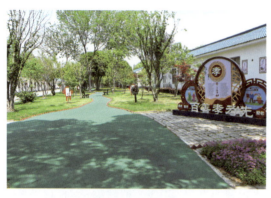

对村内的农民剧场、老年活动室、文体广场、健康小游园、文明实践站、城乡公交站、公厕、老年公寓、老年人与子女同住的家庭等场所进行了全面适老化改造。村内20公里道路全面硬化和绿化，路灯直接通到家门口。各类管线全部入地。健身步道全部铺设了绿色塑胶材料。健康小游园增加了休憩凉亭、座椅、健身器材等老年健康元素。

蒋巷村老年公寓

二、提升"医养结合"服务，构建嵌入更多健康服务的养老模式

（一）精心组织家庭医生服务、医疗专家进村服务

实现老年人家庭和医生结对签约全覆盖，特别是做细全村患糖尿病、高血压等慢性病老年人的家庭医生签约服务。村里还与市级医院合作，定期邀请专家进村为老年人开展健康知识讲座和义诊。村里的日间照料中心也融入了医疗卫生服务。老年人常年享受便捷的医疗卫生服务，"在家门口看病"受到村民好评。

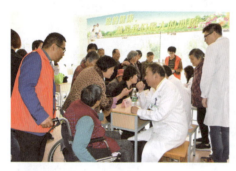

常熟市第二人民医院在蒋巷村开展义诊活动

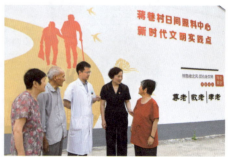

蒋巷村建成日间照料中心

(二) 建成投运老年人身边的村级护理院

蒋巷护理院有 260 张床位,院内设有康复室、食堂、阅览室、休息室等功能室,配套了 6 000 平方米绿化公园。护理院的日常运营委托德仁护理院负责。2020 年 10 月 8 日,住在老年公寓的王大爷夫妇搬进蒋巷护理院,当天起,他们享受更加精心的医养结合服务,常年在杭州的儿子和媳妇觉得将老年人托付护理院照顾非常放心。

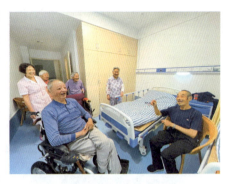

入住蒋巷护理院的老年人笑容灿烂

(三) 建立村级医疗费补助制度

村民的医疗保险除市、镇资助外,个人负担部分全部由村集体补助缴纳。村民看病除享受医疗保险规定的医疗费报销外,2010 年以来村集体还每年补助个人承担部分的 50%~60%,大大减轻了老年人的医疗负担,解决了老年人看病的后顾之忧。

三、提升"全面助老"服务,更持续地实现老有所为和所安所乐

(一) 拓展岗位助老服务

一是围绕"精神文明义务宣传员、传统教育讲解员、关心下一代工作辅导员、乡村治理监督员"的"四员"定位,鼓励老年人奋发有为。二是专门成立老年人议事会,村级重大事项决策听取老年人议事会的意见和建议,充分发挥老年人的经验等优势。三是鼓励家庭连接建立老年互助群体,支持老年人发展自我互助服务,避免简单将老年人摆在"被动接受"服务位置的思路,引导老年人主动将"自立自强"纳入老年生活、主动提升自己的生活品质。四是为老年人提供村内绿化管理、环境保洁等岗位。五是助力老年人"种田",农村老年人对土地有一种割舍不了的情结。村里在建设老年公寓之初,充分考虑到老年人对土地的情怀,在老年公寓旁留下 18 亩"自留地",供老年人闲暇时量力

而行种菜,享受田园之乐。在发展现代农业的同时,还让想种田的老年人承包了一部分农田,村里则提供现代化的农机、粮食烘干中心、销售渠道以及专业指导等一系列服务。在村里帮助指导下,丁大爷夫妇承包的土地从 1992 年的40 亩增加到 2021 年的 60 亩,年收入也从 800 元增加到 10 余万元。

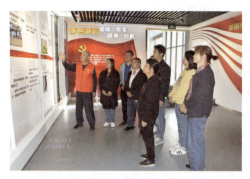
蒋巷村聘请村内老年人担任精神文明义务宣传员

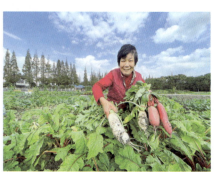
王阿姨在"自留地"里采摘萝卜

(二)丰富文化助老服务

一是助力读书学习活动。自 2000 年开始,每年举办家庭读书学习活动。建立读书俱乐部、图书阅览室,为每家每户发放书橱和图书,为村民免费订阅《常熟日报》《苏州日报》《新华日报》《婚姻与家庭》等报刊。"富了口袋,我们还要富脑袋",这是村党委一贯坚持的观点。二是助力文体团队建设。成立了常盛沪剧团,先后排演《江姐》《红灯记》等剧目,在常熟、昆山、太仓、苏州、上海等地演出 100 多场次,受到社会好评。蒋巷村老年门球队经常参加市内外竞赛,并多次获奖。

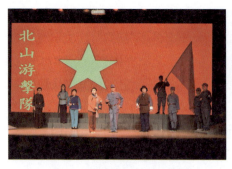
蒋巷村常盛沪剧团排演《红灯记》

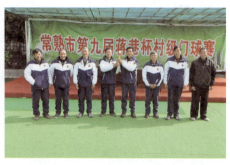
蒋巷村门球队参加市级比赛并获奖

（三）建立村级养老金制度

　　蒋巷村从1979年开始建立老年人养老金制度，当时年满60岁的村民一年能领取60元村级养老金。2008年，《蒋巷村村规民约奖励制度》出台，男性村民满58岁、女性村民满55岁实现按"老"取酬，每月可领取600~2 300元不等的养老金。

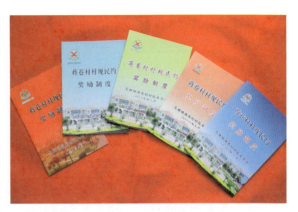

蒋巷村四次修订完善村规民约奖励制度

（四）推进智慧助老服务

　　蒋巷村加强老年人运用智能技术的普及培训，让老年人玩转智能手机，学会网上浏览新闻、查阅资料、在线支付等多项常用技术，也方便与外地亲戚朋友进行视频通话、微信问候等联系，增加了信息化时代的生活乐趣。目前，村里的老年人智能呼叫救援系统也在加快建设中。

（五）做好老年协会服务

　　蒋巷村专门组建了老年协会，以老年协会为依托，加强同老年人的沟通联系，听取老年人的诉求，及时了解老年人的新需求和新期盼，与时俱进地为老年人提供有针对性的服务。

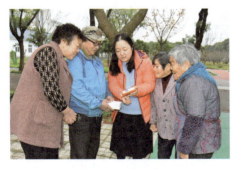

蒋巷村为全村老年人赠送智能陪伴阅读机
并培训使用方法

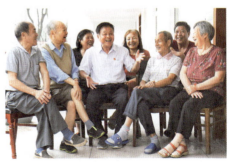

老年人共话家常

专家点评 --►

　　蒋巷村从实际出发、与时偕行,在为老服务方面不断探索和实践,与"积极老龄观、健康老龄化、幸福老年人"理念高度契合。"基本养老＋"多维服务的幸福养老模式已经取得良好成效,而且其内涵随着经济发展、时代进步而不断优化和丰富,因此该模式是富有生命力的。该村在满足老年人基本养老需求的基础上,不断在"＋"服务上用心用力用情,不断融入适老化、健康、安全、文化等多方面元素,始终针对全村老年人的"急愁难盼"问题,始终顺应全村老年人对美好生活的新期盼,始终坚持尽力而为、量力而行,让老年人得到真正的实惠,并且把好的经验做法制度化,这也正是其可借鉴之处。在借鉴蒋巷村经验时,需要把握好同蒋巷村的差异性,从自身实际出发,积极借鉴蒋巷村在谋划和实施为老服务项目、挖掘和凝聚多种资源、持续融入为老服务元素等方面的多维度方式和制度化路径。

（点评专家：江苏省疾病预防控制中心主任医师　李小宁）

健全为老服务体系　绘就幸福和睦新画卷

浙江省杭州市拱墅区和睦街道和睦社区

杭州市拱墅区和睦社区占地面积约 0.32 平方公里,辖区 3 254 户共 7 882 人,60 岁以上老年人 2 572 人,占总人口的 33%。社区"三老"特点明显:一是小区老旧,建于 20 世纪 80 年代初;二是老龄化程度高;三是居民多为华丰造纸厂、民生药业等老国企职工。原和睦社区设施陈旧老化、道路破旧不平整,为老年人出行带来较大隐患。社区环境提升、适老化改造成为迫切需求。

近年来,社区聚焦民生需求,协同居民共商共建,以老年友好型社区创建为牵引,秉承居家即养老理念,围绕"环境适老、服务惠老、文化润老、家园共治、智慧助老",打造医养护、文教娱、住食行一街式智慧生活圈,全面构筑"居家 - 社区 - 机构"为闭环的街区式养老健康服务体系。

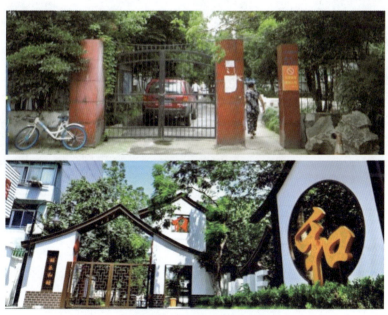

和睦社区大门改造前后对比照

一、聚焦"老旧改造",建设环境适老型宜养家园

和睦社区建于 20 世纪 80 年代,配套设施破损老化、环境脏乱差、随处可见强弱电交织的"空中飞线""蜘蛛网"。2018 年开始,社区启动老旧小区综合提升改造工程,本着"花钱花在刀刃上,改旧改到心坎里"的理念,把老百姓呼声最强烈、困难最明显、要求最迫切的项目优先纳入改造,涉及道路整修、绿化提升、电线归整、适老化改造等。改造后,社区面貌焕然一新,在社区居住了40 多年的王阿姨高兴地说:"原来小区线路杂乱无章、到处都是,现在路面上看不到一根电线,整个小区都显得亮堂了!"

适老化改造做到"应改尽改"的同时,还充分重视"养老温度",提升和睦适老化特色:一是着力推动加装电梯项目,2021 年年底已有超过 40% 的旧楼加装了电梯;二是在每幢楼的楼梯转角处、人行道中间安装休息椅,方便老年人随时休息;三是打造浙江省首个以"家"为载体的沉浸式体验空间——"幸福和睦家·未来生活体验屋",推进适老化改造空间由公共场所向家内环境的延伸。

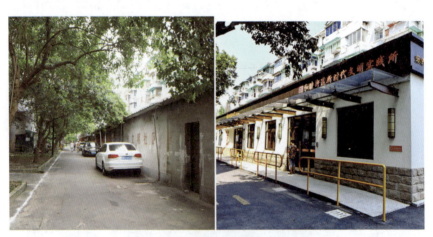

老年人活动区乐养中心改造前后对比

融入综合养老服务元素是小区环境提升改造的重头戏,通过拓展室外空间,挖掘幢间潜能,浙江省首个综合养老服务街区在社区建成。街区由户外和室内两大部分组成,占地面积达 10 000 平方米。户外每条横向的街都配有一个户外小公园,室内分为休养中心、康养中心、乐养中心,为辖区老年人提供文化、娱乐、就餐、医疗、康复、助浴等一街式服务。

二、聚焦"刚性需求",构建触手可及专业型康养体系

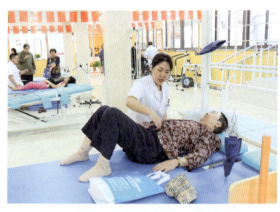

老年人在康养中心接受康复训练指导

社区结合现有服务资源,拓展新领域,推动养老服务从"面向特殊困难老年人的补缺型服务"向"面向所有老年人的基本养老服务"转变,从"政府举办为主"向"社会力量多元参与"转变的新格局。

综合养老服务街区的休养中心是杭州市首家微型养老园,也是浙江省首批五星级居家养老服务照料中心。中心由社会组织负责运营,为老年人提供24小时日托和临时性托管服务,为失能老人家庭提供"喘息服务"。家门口服务深受老年人欢迎,有的老年人将自家房子出租,入住养老园,把养老园视为"家门口的另一个家",15张床位供不应求。

医养康养相结合服务是社区养老服务的短板。为解决失能老人的刚性需求,和睦社区先行先试,2019年腾挪社区配套用房900平方米,引入社会力量,投入600万元打造浙江省首家社区级康复中心,极大方便了老年人的康复医疗需求。为进一步贴合老年人需求,社区将康复中心提升改造为护理中心,内设床位22张,为辖区失能老人提供24小时护理服务。

在做好家门口机构养老服务的同时,社区将目光聚焦更多的居家养老服务群体。扶持和签约养老服务专业领域社会组织,为老年人提供12类居家养老健康服务,每月定时上门提供助餐、助浴、家政等服务。针对辖区高龄、独居、失能或半失能老人,提

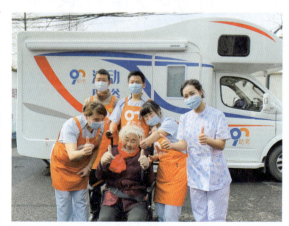

老年人享受助浴服务后给工作人员点赞

供个性化"助浴"服务,在建成助浴服务站点的基础上,2020 年年底引入浙江省首辆定制版"流动助浴车",让行动不便的老年人在家门口享受洗澡、疗养等服务。

三、聚焦"共建共治",群策群力破解老年人出行难题

社区的老年人多为老国企职工,对集体生活有感情,小区共治参与度高。社区积极挖掘热心居民,通过"和睦议事港""和睦护卫队"等"帮帮团"志愿服务队伍,汇集民智、群策群力,居民参与小区环境改造提升,践行"众人的事情由众人商量着办"的基层治理方法,其中发挥作用最为突出的是加装电梯事项的突破。

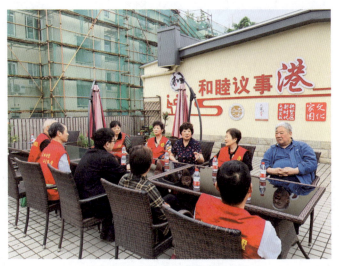

老年居民在和睦议事港商议旧改

社区着力推动加梯工作,逐步形成了"业主主体、社区主导、政府引导、各方支持"的运作机制。成立由热心党员、居民组成的"和睦社区加梯工作室",由 4 名各有所长的居民骨干组建"加梯帮帮团",分别负责电梯试乘体验、加梯政策解读、工程督导技术把关、纠纷调解。独创的加梯工作机制,让最初的 1 年只能动工 1 台到短短半年时间启动加梯 40 台,加装电梯犹如破竹之势,越来越多地覆盖小区楼栋,解决了老年人上下楼难题。

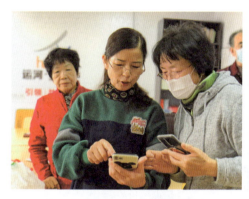
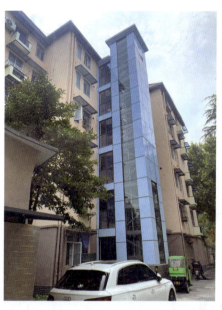

加梯工作室志愿者提供加梯政策咨询　　2019 年 5 月加装的第一台电梯

四、聚焦"精神生活"，文化润老多姿多彩贴近老年人

改造前的和睦社区，文化设施和场所极度匮乏。和睦社区依托旧改腾挪的物理空间，积极打造"老有所乐"新阵地。乐养中心的"阳光客厅"设棋友桌、阅读角、多媒体教室等。常年开设老年课程，内容丰富多样，有喜迎亚运的英语课、智能手机使用等，让老年人兼顾自身文娱与"三代同堂"乐趣。2020 年年底，社区打造能容纳 120 余人的和睦剧场与"新潮时尚"的和睦书阁，成为社区文化新地标和老年人文娱休闲的打卡之地。社区拥有和乐达人社、和声艺术团、非遗文化传播团等文化队伍 12 支，参加各类比赛与外出活动

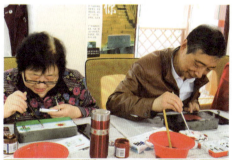
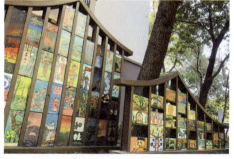

老年人参与画青砖，共同扮靓家园

达上千场。

社区内的阳光食堂,也是老年人必去的打卡之地,吸引他们的不仅有丰富的菜肴,还有食堂的"年代记忆"文化。社区聚焦国企退休工人的情感需求,在食堂提升改造时,融入和睦特有的人文精神和岁月故事,向居民收集"压箱底"的宝贝,将老工人的照片、奖章、厂徽、胸签、搪瓷碗等老旧物件陈列在食堂墙壁一角,为辖区老工人留下满满的年代记忆和看得见的"乡愁"。

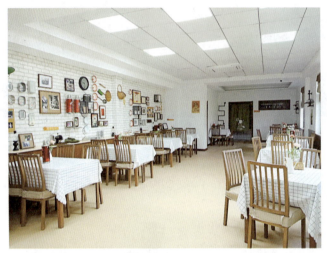

阳光食堂改造后

五、聚焦"智慧助老",科技惠老精准守护老年人安全

为精准守护老年人安全,社区积极探索"养老难"的智慧解决方案。为61名居家养老床位安装床感、血压、心跳、烟感、门感等智能安防设备,后台设置报警红线与装置,一旦数据异常触发报警,工作人员即时入户探访。社区还为207户孤寡失独、高龄独居老人家庭安装物联网智能远传水表,通过在线监测用水情况,辅助监护老年人的身体和生活情况。82岁的李奶奶长期独居,她说:"社区为了我的安全,在我家安装了探测和报警设备,还免费提供老年专用手机,虽然不和子女生活在一起,但社区的关怀让我可以在这里安享晚年。"

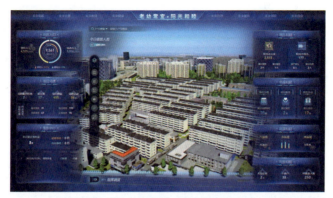

和睦社区智慧管理驾驶舱页面

智慧化发展日新月异。2021年,社区成功入选浙江省第三批未来社区创建试点单位。为帮助更多的老年人跨越数字鸿沟,社区组织"银龄互助培训班"10余次,100余名单元长通过邻里相帮、互教互学的方式帮助老年人融入智慧社会。

面对近几年社区环境、养老设施、生活方式的巨大变化,生活在小区里的居民幸福感倍增。郑大爷说:"我在这里工作的时候,我们有'旧改已改,未来已来'的口号,作为一名退休老年人,我相信我们的晚年生活会越来越好。"

如今的和睦社区,服务配套设施完善,养老服务体系健全,让老年人享受到了更有保障、有质量、有活力的美好生活。展望未来,和睦社区将以创建未来社区为契机,拓展智慧养老应用场景,为奋力开创新时代高质量发展共同富裕示范新局面提供幸福养老和睦样本。

专家点评

　　浙江省杭州市拱墅区和睦街道和睦社区秉承居家即养老的理念,聚焦民生需求,围绕"环境适老、服务惠老、文化润老、家园共治、智慧助老"五大维度,着力打造医养护、文教娱、住食行一街式智慧生活圈,利用老旧改造的契机,完成了小区地面、外墙、加装电梯、文化娱乐场所、养老设施等的提升和改善,尤其是室内适老化改造,浙江省首批五星级居家养老服务照料中心、浙江省内首家社区级康复中心的建立,满足了社区老年人全天候的康复医疗需求。

（点评专家:浙江省疾病预防控制中心健康教育所所长/副主任医师　张雪海
中国健康教育中心副研究员　侯晓辉）

"菜单式"养老服务让"幸福社区"更幸福

安徽省铜陵市铜官区幸福社区

安徽省铜陵市铜官区幸福社区,面积 0.565 平方公里,居民楼大多建于二十世纪八九十年代,是典型的城市老旧小区。辖区总共 1.5 万人,老年人4 555 人,占比 30.4%。其中 60~69 岁老年人占老年人总数的 49.5%,70~79 岁占 33.2%,80 岁及以上占 17.3%;空巢老人 492 人,占 10.8%。

幸福社区老年人众多,且因经济条件、受教育程度、身体健康状况、子女照顾情况等不同,老年人具有差异性需求。社区围绕"老有所养、老有所为、老有所乐"目标,科学设置了"三大菜系",结合不同老年人的个性化需求,精准设计不同形式、不同内容的"菜单、菜谱",通过提供"菜单式"养老服务,让老年人自主选择,让为老服务更接地气、更有温度,受到了居民和社会各界的充分肯定。幸福社区先后荣获全国先进基层党组织、全国示范性老年友好型社区、全国智慧健康养老示范街道、全国最美志愿服务社区、全国全民健身示范单位等 7 个国字号荣誉和近 20 个省级表彰。

一、打造智慧养老,拓展服务内容,让"幸福"老人更安心

"我是一个独居老人,儿子一家在外地生活、工作。3 年前的一天,我身体突然不适,打电话给儿子,可是电话刚一拨通,我却说不出话来。那时的我感到特别无助也十分害怕。"李阿姨激动地说道:"可是没过一会儿,社区工作人员带着民警和开锁师傅到我家,并及时拨打了 120。事后我才知道,我儿子听到电话里没人出声,及时通知了社区。这事过后没多久,社区就来我家安装了智能猫眼,只要我的生活规律出现异常,社区网格员就会及时打电话询问。真是太感谢社区对我的照顾了!"

正是因为李阿姨家出现了这样的事情,社区对独居老人的安全问题更加重视,幸福社区积极整合各方资源,争取市、区两级的大力支持,在智慧养老方

面走出了自己的一条路子。一是争取市、区两级支持,建立社区网格化调度中心,通过安装室内大屏、室外监控设备等,形成可视化的社区管理。二是和企业共同开发智慧养老系统,在独居老人家门上安装智能猫眼视频监控,对老年人进出门频率实时监测。三是在社区主要出入口安装人员卡口系统,并将其和铜陵"城市超脑"(基于人工智能与大数据的城市治理智慧化应用平台)进行整合。同时对独居、空巢等重点老年人的容貌进行采集,上传到系统中,通过监控系统实现对重点老年人的人脸识别。如果有异常情况,系统会自动报警,并将报警信息发送到社区网格员手机上,第一时间进行处理。

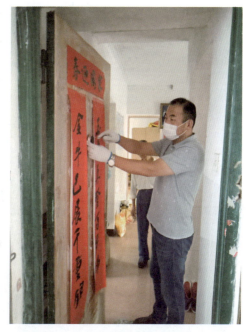

社区为独居老人安装智慧猫眼,解决独居老人的安全问题

为了进一步拓展智慧养老社会参与度,社区积极和辖区养老机构开展合作,争取省、市、区三级创投资金20余万元,共同开发养老服务项目,向独居、空巢和特困家庭老年人免费发放智能血压计、智能血糖仪和智能床垫等物联网设备,实现对老年人生命体征参数的远程监测。养老机构定期出具阶段性健康分析报告,及时向老年人及其家属同步推送。出现异常情况时,养老机构会第一时间电话联系或安排人员上门检查。

在做好智慧养老的同时,幸福社区还下大力气做好其他养老服务工作,如积极引入社工机构和社会组织,争取资金近30万元,

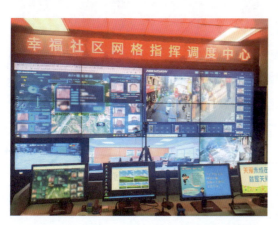

社区建成网格化调度中心,形成可视化社区管理

先后打造了幸福来敲门、幸福老来乐等项目。联合医疗卫生服务机构完成了1 381户家庭医生签约。建立养老助餐点,为辖区老年人提供餐标6~10元不等的助餐服务。

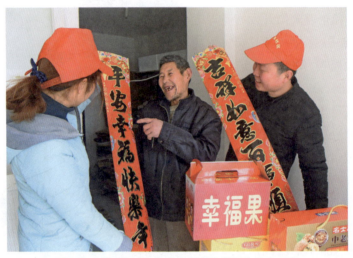

引入专业社工机构,打造"幸福来敲门"为老项目

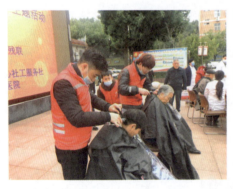

组织志愿者为老年人开展"六助"服务

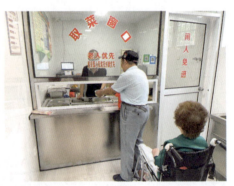

养老中心助餐点为老年人提供助餐服务

二、参与志愿服务,提振精神风貌,让"幸福"老人更有为

社区设计了很多志愿服务项目供老年人选择,让老年人积极参与,不仅展现了新时代老年人老有所为的精神风貌,更在全社区营造了积极参与志愿服务的浓厚氛围。

（一）身披红马甲，奉献爱心护幼苗

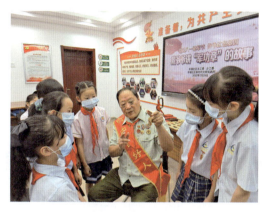

"假期课堂"老军人讲授红色历史

社区内有2所小学、3所幼儿园。每天上学、放学期间总能看见一群穿着红马甲的"爱心护学岗"的爷爷、奶奶在校园门前及周边维持秩序，他们风雨无阻，坚守岗位，给家长们吃了一颗定心丸。寒暑假期间，组织一批老党员、老专家、老军人、老教师等开展"假期课堂"，为孩子们讲授红色历史、个人奋斗史、科技知识，辅导孩子的假期作业等，滋润孩子的心田。课外时间，"爱心护苗"义务巡逻员又走在了辖区的大街小巷，检查校园周边的食品安全、查看网吧是否有未成年人上网等。

（二）手持小喇叭，勇敢担当保安全

为了做好新冠肺炎疫情防控工作，老党员志愿服务队不惧风险，自发自愿，走出家门，走村串户，手持喇叭，配合社区工作人员宣传疫情防控政策，维持核酸检测现场秩序，守好社区出入口；社区的老年志愿者拿起小喇叭，挨楼挨栋地宣传疫苗接种政策和接种地点，动员广大居民接种疫苗。

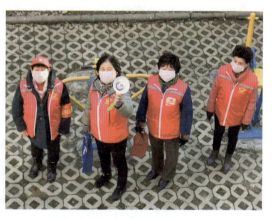

老党员喇叭宣传队宣传防疫政策

（三）臂套红袖章，全心全意促和谐

在社区的老年大学，社区"五老"宣讲团通过绘声绘色的讲解，为广大居民宣传党的方针政策、家风家训、权益维护、健康养生知识等内容。在楼道里和居民家中，"幸福一家亲"志愿者服务队为邻里间的小误会、家庭里的小矛

盾进行调解,让大家形成共识,达成和解。在老旧小区停车位改造现场,"幸福六尺巷"志愿服务队通过一次次上门、一遍遍引导,促使广大居民一起想办法、解难题,共建设了400多个停车位和30余处电瓶车充电棚,有效缓解了社区停车占道和"飞线"充电现象。

三、改善硬件设施,发展文体活动,让"幸福"老人更快乐

"我现在退休在家,身体健康,衣食无忧,孙子也上学了,不需要我整天照顾,我就想和社区的同龄人一起跳跳舞、唱唱歌、运动运动。"张大爷快乐地说:"感谢幸福社区为我们提供了舒适的活动场地,组建了很多文体活动队,让我们的老年生活快乐舒畅。"

为了让老年人老有所乐、老有所学,幸福社区不断致力于草根活动团队建设,给老年人提供更多的选择机会。近年来,社区组织辖区的文体能人,在资金、设施设备、活动场地上予以全力支持,先后组建了书画、声乐、舞蹈、棋牌、图书品读、戏曲、武术、理论宣讲等15个活动团队,居民也自发成立了10余个文体团队,共吸引了千余人参加各类文体活动,同时也辐射带动了周边其他

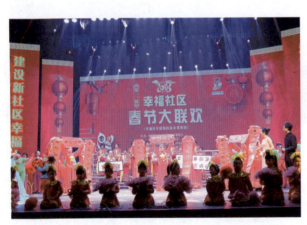

社区举办幸福春晚,丰富老年人生活

社区的老年人前来参加。为了充分展现老年人崭新的精神面貌,社区结合重要时间节点和传统文化节日,每年开展一定场次的文艺汇演,其中"九九"话夕阳、幸福春晚已经成为社区的文化品牌,不仅点燃了老年人参与文体活动的热情,也成为辖区居民每年期盼的文化盛宴。

在做好以上工作的同时,社区还致力于辖区硬件设施的改善。争取6 000余万元老旧小区改造提升资金,结合老年人锻炼运动的需求,在辖区内新建、改造6处健身广场、5个居民活动中心、1所社区老年大学教学点,总面积达1万平方米,从而基本上解决了老年人活动场地受限、质量不高的问题。

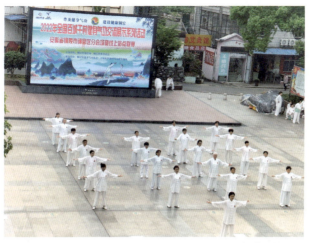

改造后的辖区内健身广场,成为老年人娱乐健身的打卡点

专家点评

"天下大事,必作于细"。作为人口老龄化程度高达30%的幸福社区,面对老年人多维度的需求,以多层级的"菜单式"服务,通过细致入微的工作,把幸福送到了老年人"心坎上"。

当"老龄化"遇到"信息化",社区通过建设社区网格化调度中心和智慧养老健康管理信息服务平台等方式,探索智能居家养老新模式,让科技变得有温度。通过网格化精细管理,精准掌握老年人信息,推出"六助"服务,有针对性地解决老年人生活中的实际困难。建设"幸福银行",构筑志愿者和企业的爱心联盟,汇聚社工服务项目,敬老爱老传统美德蔚然成风。精心设计项目,引导老年人参与社区自治和志愿服务,让老年人再次散发活力、感受到"被需要的幸福"。扶持文体活动团队建设,提供展示平台,丰富老年人的精神文化生活,点燃老年人的生活热情。

幸福社区的做法为老年友好型社区创建提供了有益的探索。

(点评专家:中国健康教育中心原副主任/教授　陶茂萱
国家卫生健康委宣传司原巡视员　王华宁
中国健康教育中心副研究员　侯晓辉)

浓绘"三色"墨韵　侨乡"夕阳"增辉

福建省漳州市诏安县建设乡建华社区

建华社区原为诏安建设农场建华作业区,是20世纪60年代初印尼华侨归国安置地,先后两批安置过1 100多名印尼归侨。2018年10月经县人民政府同意,改革设立建华社区。

建华社区现有居民136户292人,平均年龄52.7岁,60岁以上老年人129人,占总人口的44.2%,其中80岁以上高龄老人21人。辖区内有卫生所、文化中心、百姓大舞台、综合体育馆、羽毛球场、篮球场、休闲健身广场以及独具印尼特色的香料一条街休闲走廊等,空气清新、环境优美、生态宜居。建华社区一直是全乡乃至全县有名的环境整洁、乡风文明的示范社区,是福建省乡村旅游特色村,并先后获得"福建省老年人健身康乐家园""福建省乡村振兴示范村""全国优秀侨胞之家""市级先进党组织"等荣誉。

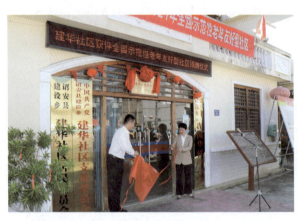

建华社区举行全国示范性老年友好型社区揭牌仪式

近年来,建华社区用好"党侨融合"一支"笔",积极探索适合社区振兴路径模式,统筹推进"环境优美、居住舒适、设施齐全、服务完善、文明和谐"的老年友好型社区创建工作,进一步营造了"老有所养、老有所乐、老有所为、老有所教、老有所学、老有所医"的社会氛围,2021年获评"全国示范性老年友好型社区"。

一、深耕"党建"沃野，激活"红色"强引擎

（一）配强队伍，下好示范引领"先手棋"

老年人社会保障、健康服务等政策需要基层来落实，建华社区党支部郑书记说："为织紧织密老年人防疫'安全网'，社区摸索和设计出了疫情防控'以房管人'作战图，便于及时掌握'房中人'变化情况，严格管理居家医学观察对象，把握基层党建资源优势，这也为我们应对农村人口老龄化挑战提供了更多思路。"建华社区的老党员还牵头成立了"老党员之家"，配备了共享办公室、会议室、多功能厅、图书阅览室，定期组织学习、交流活动，让老党员们拥有了更多发挥余热的机会，激发"银发能量"，续写"夕阳故事"。

（二）争先进位，下好阵地管理"关键棋"

建华社区依托新时代文明实践站，建设以老年人为核心的层次分明的社区服务平台，聚焦做深做实党建示范点主线，坚持"他助＋自助"联动，打造养老服务"助力生活圈"，通过社区微信平台和智慧平台标注老年人信息，构建"1+X"区域党建联盟体系，由社区牵头，将养老服务的赛道选择与辖区资源充分"搭伙"整合，实施"党建联盟、服务连心"行动，推动走访老年人、家居清洁、政策帮扶等14件实事落地。为解决老年人康养"最后一米"难题，社区还加强侨亭和大榕树下的阵地建设，以"人"为"书"聆听老年人身边的故事，传播社区正能量。

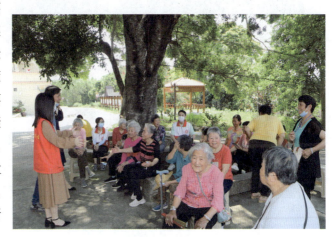

建华社区老年人在大榕树下谈心聊天

(三) 锚定目标,下好为民服务"制胜棋"

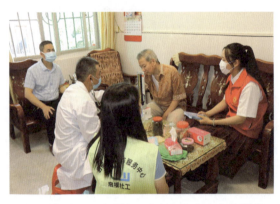

社区医务人员和志愿者入户关心老年人身体健康

在推行网格化管理进程中,建华社区党员志愿服务队伍联同县卫生健康局、县民政局、壹心社工等部门单位,面向老年人常态化提供健康关爱服务,实行孤寡老人挂钩帮扶机制,举办"侨心永向党·礼赞新时代"庆祝建党 100 周年暨纪念印尼归侨回国 60 周年文艺晚会、老年人心理健康知识讲座、重阳节孝老文化主题活动、春节老年趣味运动会、元宵节环保灯会、感恩母亲节、义诊、法律咨询、集体生日会、老年舞蹈教学等一系列活动。

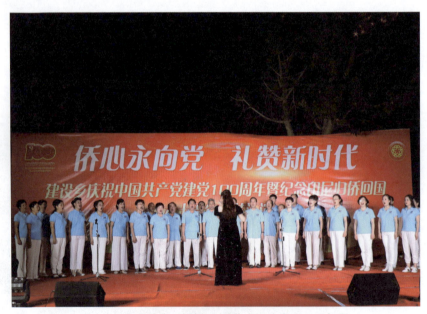

举办"侨心永向党·礼赞新时代"庆祝建党 100 周年暨
纪念印尼归侨回国 60 周年文艺晚会

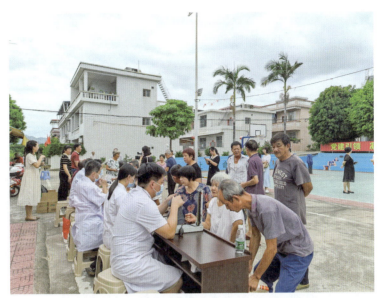

县、乡医疗机构专家到建华社区为老年人爱心义诊送健康

二、厚培"文化"种子,擦亮"侨色"金名片

(一) 规划先行,吹响乡风"文明号"

建华社区立足实际,编制《建华印尼风情民俗村建规划》,2021年完善更新设计方案,以休闲康养生活区和印尼风情为核心,在房屋建设、农业种植、花卉绿化中引进印尼等东南亚国家元素,将建华社区打造成整洁有序、产业发达、别具一格的特色侨区。同时打造"印尼美食一条街""印尼香料一条街""侨民健身一条街"等文化街区,记录和展示"建华大事记",并计划筹建归侨博物馆。春节的舞狮入户拜岁、开斋节的嫩椰叶装饰品,仍保留了一些印尼特有的

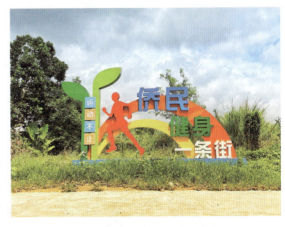

建华社区打造侨民健身一条街

习俗,"遇到一些重要节日时,社区依旧能延续我们在印尼生活时的风俗习惯,我们这些侨一代都很有归属感。"说话间,93 岁的翁奶奶脸上露出了幸福的笑容。

(二)渠道拓宽,弹奏生活"富裕调"

结合社区年轻人就业渠道少和老年人再就业难两大难题,建华社区统筹整合资产、资源、资金,吸纳本地外出创业乡贤回乡投资建设印尼风情园、福果百香果基地、咖啡园圃等,并签订合作协议,组织新型职业农民技术培训 10 余场次,吸收就业 31 人,特别是吸纳返乡青年,为辖区老龄事业发展注入"新动能"。侨一代老年人擅长制作九层糕、虾片、粽条、蜂蜜圈等印尼风味小吃,并代代相传,依托社区每年不低于 4 000 人次的参观旅游资源,及与商家平台建立的合作模式,使老年人在家门口实现"再就业",老有所为、老有所托,进一步提升自身价值,绽放最美"夕阳红"。

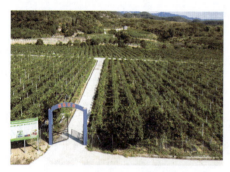

建华社区通过招商引资引入的福果
百香果基地绿意满满

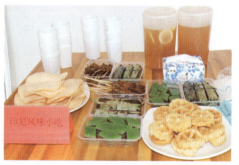

建华社区老年人自制印尼风味小吃

(三)能量充沛,唱好文体"发展曲"

建华社区素有浓厚的体育文化氛围,尤其在羽毛球领域颇有建树,曾被漳州市农民体育协会评为"羽毛球示范区"。2020 年,建华社区主动作为,引导在外侨民返乡投资 120 余万元,打造了占地面积 600 余平方米的综合体育馆,进一步拓展老年活动阵地。社区还积极建设图书室、科普活动室、广播室、文体活动室,并进行适老化改造,全面提档升级乡村文化体育场地设施,创建了老年人满意的多样化老年友好型社区,同时面向辖区老年人组建了一支广场舞队,大家相互学习和交流印尼特色舞蹈,为乡村振兴注入"体育+"能量。

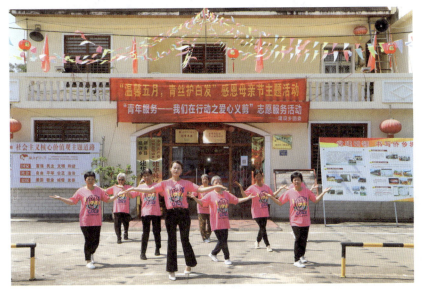

舞蹈老师带领建华社区舞蹈队练习广场舞

三、丰收"治理"果实,勾勒"绿色"新画卷

(一) 晕染宜居宜业底色,提升环境"颜值"

温风虫鸣,于朝阳微露时寻得印尼风情园,集西餐、咖啡厅、音乐酒吧和漫水坝于一体的水上西餐厅融合了人文景观与生态环境,徐徐展开建华社区的生态画卷。社区紧抓寻找"美丽庭院"活动契机,人居环境整治提升项目投入 65 万元,开展房屋整修工作,新建小型污水处理站,在"原居安老"理念主导下,让生态文明建设的步伐迈深迈实。"我们社区的路面干净整洁,保洁员每天都及时打扫,大家也提升了环保意识。"每天傍晚时分,甄叔叔总是和他的"老伙伴们"一起出来散步,村容村貌的"美化"让他颇有感触。

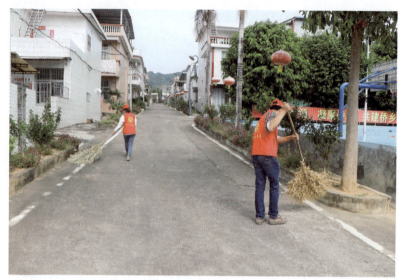

建华社区志愿者常态化开展人居环境整治提升工作

(二) 塑造共建共享格局,绷紧责任"防线"

建华社区积极探索和努力推进市域社会化治理现代化,以积极老龄化为理论基础,推广"枫桥经验""六要群众工作法""民情茶室"等工作机制,促进"六治融合",保障辖区充满活力、和谐有序发展。为了增强社区老年人参与社区治理的意识和能力,社区还建立了全方位、多维度、高韧性的现代基层网格化治理体系,健全和完善村级调解、司法保障的调处机制,构建说事议题反馈、结果公示等制度,实现老年教育与社区治理协同发展,推动环境噪声、邻里纠纷等14件"关键小事"得到解决。

(三) 满足智慧养老需求,亮起安全"绿灯"

建华社区坚持"人防"与"技防"并重,全力打造家门口的"生命安全圈",完成适老化设施改造28户,联同爱心侨胞向老年人捐助轮椅、站立辅助器等辅助设施,志愿者定期上门向老年人"零距离"普及安全知识,落实隐患"闭环管理"。谈起家里的变化,陈爷爷连连"点赞",社区免费安装了独立式烟雾报警器,配备灭火器,通道无障碍设计和卫生间防滑也让他居家更安心、放心。建华社区还在主要路口和居民区路段建设远程视频监控系统,统筹布设"雪亮工程",零死角打造"智慧社区",强化综治平安巡逻,提升应急处置水平,提高防控效率和精准度。

专家点评

福建省漳州市诏安县建设乡建华社区以党建引领基层治理为统揽，积极开展老年友好型社区创建工作，将社区治理由"多个点"变"一张网"，既精心设计关系老年人切身利益的优待政策的落细落实，又悉心谋划保障老年人合法权益、完善养老服务等一系列务实举措，共同守护老年人的幸福"夕阳红"。作为"全国优秀侨胞之家"，建华社区结合实际做好新时代"侨"文章，以"侨"架"桥"，推动侨乡优势转化为发展优势贡献力量，将"服务群众、群众满意"作为工作的出发点和落脚点，大力弘扬孝亲敬老传统美德，用心谋划老龄工作，多思老年人所想、多顾老年人所盼、多解老年人所困，用辛苦指数换取老年人的幸福指数。

（点评专家：国家发展改革委社会发展研究所社会事业
研究室主任／研究员　邢伟）

青云腾起处　社区敬老浓

江西省南昌市青云谱区青云谱镇青英社区

南昌市青云谱区青云谱镇青英社区,犹如一颗宝石镶嵌在江西这块富饶的土地上。青英社区总用地面积约 10 万平方米,共有住宅 40 栋,划分为 6 个网格管理,常住户 1 100 户,总人口 3 687 人,其中 60 岁以上老年人口 582 人,65 岁以上老年人口 412 人,分别占总居住人口的 15.79% 和 11.17%。

青英社区高度关注老年人的生活和权益,践行党建护老、爱心为老,构建了一个健康多彩、积极科学的老年生活社区,切实增强老年人的获得感、幸福感、安全感,2021 年被评为"全国示范性老年友好型社区"。

一、党建护老,构建老龄工作的组织保障

(一) 党建引领,规范建设老年工作理事会

"老年人日常服务管理工作理事会为社区的建设作出了很大贡献。"这是青英社区居民发自肺腑的称赞。为了发挥老年人在化解矛盾纠纷、推进移风易俗方面的作用,社区党支部在专题调研和全面摸底基础上,于 2019 年成立青英社区关爱老年人工作领导小组,党支部书记为第一责任人,充分发挥党建引领作用。社区干部和 50 余名退休老党员、老干部、热心居民组成老年人日常服务管理工作理事会。推选有威望、有组织力的老党员担任理事会会长,团结带领社区老年人自我管理、自我服务、自我保护、自我教育,并积极参与社区建设和管理,协助社区组织社区党员活动、居民代表大会、组织生活会、志愿者活动等,为社区的发展提意见和建议。同时,积极宣传疫情防控政策,参与卡口防疫、维持全员核酸秩序等防疫工作,26 名老年志愿者挺身而出,平均年龄 64 岁,年龄最大的志愿者 72 岁,成为社区抗疫战斗中一抹亮丽的老年红。如今,老年工作理事会不断健全组织机构,规范规章制度,加强管理能力,成为青英社区开展老龄工作的重要组织保障。

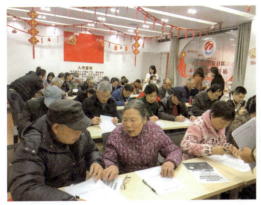
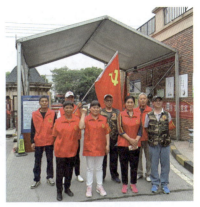

老年居民积极参与社区民主测评　　　　　　　　社区老年志愿者

(二) 利用资源，组建志愿者服务队伍

充分利用辖区单位丰富的资源优势，组建多单位参与的志愿服务队。联合共建医院、辖区诊所、护理站、其他医疗机构定期提供义诊、陪诊、送医上门、送药上门等服务；为辖区空巢老人，留守、失独等特殊家庭老年人提供家电维修、水管维修、义务理发；针对高龄独居老人，社区服务队每月轮流安排志愿者上门与老年人谈心，陪伴老年人在小区内散步；对每个有需要的老年人采取个案管理，每月一次电话慰问，每月一次入户探访，每月一次日常护理服务，包括日常生理体征监测服务，理发、修指甲等；配备社工、心理咨询师及志愿者为老年人提供精神慰藉服务，随时关注老年人身心健康。

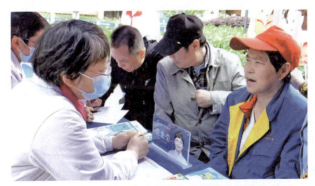

基层医疗卫生机构医务人员为老年居民提供咨询服务

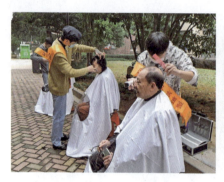 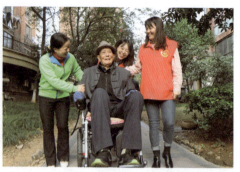

美发行业青年志愿者免费理发服务　　　　　　志愿者陪伴 90 岁老年人

二、因地制宜,改善养老服务场所和设施

面对老城区用地难的问题,青英社区将 739 平方米的办公用房划分成综合活动区、养老区、教育区、便民服务区等。以社区居家养老中心为依托,建设科学化老年人服务平台,整合资源,建立和完善社区居家养老服务网络。

社区居家养老中心配备了老年人日托用房,合理规划老年人活动空间布局,完善室内外地面、扶手、厨房设备、如厕洗浴设备、紧急呼叫设备等。根据老年人的实际需要,推进小区适老化改造,在社区附近增加适合老年人锻炼的健身器材 10 余处、乒乓球台 1 处、休闲凉亭 2 处,设立人车分离健康步道,在楼道门口加装适合老年人行走的无障碍坡道 10 余处,增设楼道扶手 50 余处、休息座椅 5 处,同时在社区建立防火和紧急救援网络。

社区每年从服务群众经费中划拨 5 万元用于老年人开展活动,根据老年人的实际需要,建设综合性居家养老服务站点等基础性服务设施,为老年人提供生活照料、文化教育、体育健身、精神慰藉等多种服务。

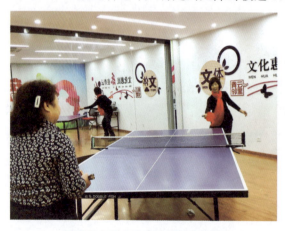

社区居家养老中心内设健身设施

三、爱心为老，厚植孝亲敬老温馨底色

（一）开展各类活动，营造敬老氛围

社区举办"敬老爱老助老""最美家庭""五好家庭"等宣传和评选活动，营造浓厚的"敬老、爱老、助老"社会氛围。社区志愿者每月 12 日为社区老年人举办集体生日会。重阳节开展丰富多彩的活动，邀请老年人与其子女、孙辈一起做八宝饭、重阳糕。在传统佳节对孤寡老人、高龄老人进行走访慰问，邀请儿女在外的老年人一起吃团圆饭。2021 年七夕佳节，青英社区开展"诗情花意过七夕"主题活动，邀请社区老年模范夫妻参与，献花给自己的老伴。

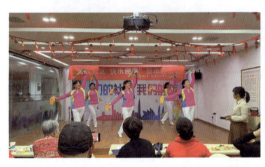 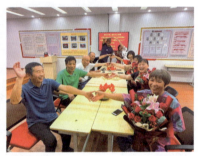

2021 年"爱我社区　快乐迎春"新年联欢会　　2021 年"诗情花意过七夕"主题活动

（二）发动社会力量，促进老年人身心健康

针对青英社区存在的部分因受伤回避社会，不愿意接触新鲜事物、不愿意与外界交流的老年人，社区联合慈孝竹居家养老中心以及志愿者成立青英社区老年人康复中心，在帮助这些老年人强身健体的同时还加强了他们心理健康的恢复，让他们走出家门，重新融入社会。

（三）与时代接轨，消弭"数字鸿沟"

社区主动与移动公司合作，在自愿的前提下，为社区内 65 岁以上居民代办中国移动孝心卡，并免费提供 1 万元额度防电信诈骗保险服务。定期开展"我教老年人用手机"主题活动，手把手教老年人如何使用"赣服通"（昌通码申领、退休生存认证、医保缴费、社保查询），如何使用微信缴纳水电费等多种

功能。邀请片区民警、社区医生、银行工作人员等为老年人开展现代化智能设备专题讲座,讲授识别电信诈骗及常见手段、线上平台快速挂号、防范金融诈骗等知识,帮助老年人运用智能设备跨过"数字鸿沟"。

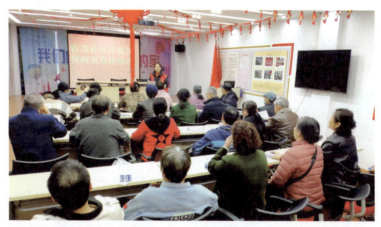

为社区老年人举办知识讲座

(四)拓宽途径,丰富精神文化生活

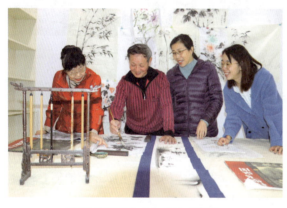

青英社区开办老年书法兴趣班

依托居家养老服务网络拓宽服务平台,引进社区老年大学,讲授书法、绘画、摄影、瑜伽等课程,成立兴趣小组、艺术团体,举办书法、太极拳等老年培训班,丰富老年人精神文化生活,让老年人老有所学。积极开展老年人思想道德、科学普及、休闲娱乐、健康知识、艺术审美等方面的教育,每年组织辖区医疗机构开展义诊不少于 3 次,每季度至少开展一次健康知识讲座。

今后,青英社区将不断强化和完善社区居家养老服务网络,努力营造辖区敬老爱老助老氛围,让老年人的生活更加丰富多彩,精神生活更有所寄托,个人价值得到更充分的体现,最大限度满足老年人的获得感、幸福感、安全感。

专家点评

　　青英社区最鲜明的特点是具有"高度关注老年人的生活和权益"的理念并加以践行,这是老年友好型社区创建的核心,因此他们能努力党建护老、爱心为老,构建一个健康多彩、积极科学的老年生活社区,并创建、规范老年工作理事会,从而健全一个有社区老年人积极参与决策、具体操作推进的工作机制,探索提升老年人积极参与社会的水平。"个案管理"更是非常令人鼓舞的探索,使得创建活动真正向为老服务具有针对性、个性化、实效显效进展。"与时代接轨,消弭数字鸿沟"也非常值得赞许,不仅是简单的培训,更争取到移动公司的合作,为老年人提供防电信诈骗服务。为社区老年人提供康复服务的探索也很具前瞻性。期待青英社区坚持已经开端、显示积极趋势的探索,并注意收集积累一些显示创建效果的定量数据,使青英实践更加丰满,成为更加可借鉴可复制可推广的经验。

（点评专家：原国家人口计生委国际合作司巡视员兼副司长　汝小美）

弘扬孝敬文化 创"孝和之村"典范

山东省济宁市曲阜市小雪街道武家村

武家村位于曲阜市小雪街道,建村于洪武十三年(公元 1380 年),村内文化资源丰富,有全国重点文物九龙山汉鲁王墓、山东省省级重点文物九龙山唐代摩崖石刻造像等多处文物古迹,先后被评为"生态文化旅游示范村""中华优秀传统文化两创示范村",首批全国村级"乡风文明建设"优秀典型。

武家村现有村民 580 户 2 480 人,其中 60 岁以上老年人 526 人,占全村人口的 20% 以上,65 岁以上老年人 363 人,失独、失能、孤寡、空巢老人 42 人。面对本村老年人口占比大、养老需求多样化的特点,武家村植根曲阜儒家文化沃土,传承发扬尊老、敬老、孝老的优良传统,紧扣新时代养老事业发展新需求、新趋势,倡导"文化养老"理念,创新"文化养老"模式,2021 年被评为"全国示范性老年友好型社区"。

一、健全组织,建立机制,驱动"孝和之村"新引擎

(一) 党建引领,凝聚党员力量

建立养老服务工作领导小组,发挥重要组织保障功能。武家村养老服务工作领导小组由村党支部书记任组长,村主任任副组长,全村 66 名党员为小组成员,每月组织小组成员对全村 500 多名老年人进行一次调查走访,及时了解老年人就餐、就医、出行、娱乐等方面需求,不断完善服务措施、提高服务质量。

(二) 传承创新,赋能村规民约

"武家村,曲阜南,文昌祖,数百年,重仁义,讲孝贤……"武家村将孝老爱亲、崇德向善传统美德纳入村规民约,并编写成朗朗上口的武家村《新编三

字经》,村喇叭定时播放,形成新的村规民约。新时代文明礼堂是举办村民活动的重要场所,整个礼堂以"孝老文化"主题进行布置,让村民潜移默化接受"孝"文化的熏陶。在新时代文明礼堂为村民举办"家门口"的婚礼时,孝亲敬老也是新人结婚誓言中的重要内容,村委还会为新人送上两个大"红包"——《武家村村规民约》《家风家训》,让孝老文化在武家村代代传承。

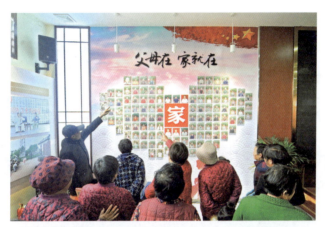

武家村新时代文明实践站以孝亲文化主题布置

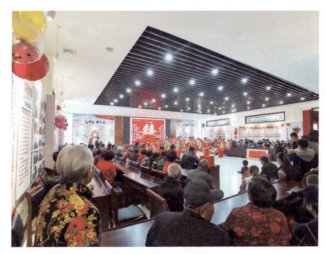

武家村新时代文明礼堂

(三) 完善机制,激活孝善力量

一是建立经费保障跟进机制。每年出资 10 万元保障幸福食堂运转和重要节日慰问,让老年人感受到社会大家庭的关怀和温暖。二是建立评选表彰促进机制。自 2007 年起连续 15 年,武家村组织开展"优秀家风家训""好媳妇""好婆婆""文明家庭""孝和家庭"五大先进典型评选表彰活动,形成"比学赶帮超"的浓厚氛围。2021 年,共评选出好媳妇 35 人,好婆婆 5 人,优秀家风家训 5 户、文明家庭 25 户等先进典型 180 户,激发村民崇德向善正能量。三是建立积分兑换推进机制。成立"吾爱武家"积分超市,以孝敬老年人、家庭和睦等作为评分标准,制定正向激励、反向约束机制,每月组织妇联、巾帼志愿者、党员群众代表等人员评比打分并公示,积分可兑换奖品。以积分制度鼓励志愿者开展孝老爱亲志愿服务活动,把传统的说教动员转化为看得见摸得着的实际收益。2015 年以来,武家村涌现出好人好事 520 件(次),连续7 年保持社会治安案件、刑事案件、上访率全部为"零"。

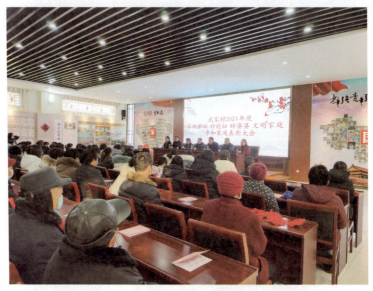

2021 年度"优秀家风家训""好媳妇""好婆婆""文明家庭""孝和家庭"表彰

二、以文化人,以德润心,倡树孝老爱亲新风尚

(一) 让"文化上墙""文明入心",营造孝和氛围

武家村积极推动"文化上墙",在村居大街小巷、灯杆道旗、宣传栏,充实

传统孝德名言警句；建设"文明一条街""孝贤文化长廊"，建成3 300平方米的家风广场，精心打造图文并茂、群众喜闻乐见的"孝和之村"文明墙，展示一个个善德、孝贤故事；高标准建设"四德榜"，把子女每年给父母的赡养费、粮食、衣服、精神慰藉等"清单"张贴出来，让村民相互监督、互相点评，在全村上下形成人人比孝顺、家家比光荣、户户比诚信的村风民风，树立"孝养其身，孝养其心，孝养其志，孝养其慧"风向标。

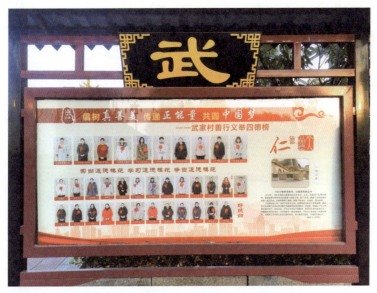

"四德榜"公布赡养老人情况，村民相互监督

（二）让"家风传承""家训相传"，塑造孝老村风

武家村有着数百年尊老爱幼、乐善好施、邻里和睦的良好村风，"孝和之村"因此得名。好家风带好村风促好民风，武家村组织志愿者挨家挨户听故事、做总结，把一个个近乎遗失的"祖辈叮咛"重新拾了起来，"勤俭、朴素、孝顺、厚道""知孝达礼，懂感恩"的家风家训在收集、整理、展示过程中，渐渐在村民心中重新发芽。为更好展示家风故事，武家村在村文化大院设立17个姓氏家风家训展室，让"家风家训墙"真正用起来、"活"起来，让"家风家训家教"成为无声的教诲，传承每一个家族、每一个家庭。村民也会将家风家训悬挂在家中醒目位置，以此作为教育子女、工作学习的生活准则。

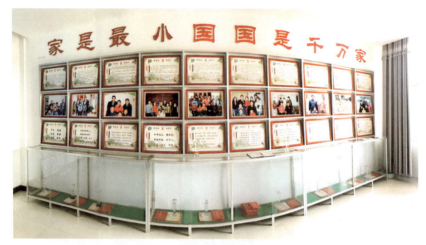

家风家训展览室

(三) 让"阵地用活""活动引领",滋养孝德沃土

武家村整合乡村记忆馆、儒学讲堂、家风广场等阵地资源,开展以"讲、评、帮、乐、庆"为主题的各类实践活动,宣讲孝善文明,弘扬孝善文化。每季度开展一次"婆媳孝善故事会",好媳妇向邻里乡亲介绍自己是怎么做的,婆婆也说说心里话。开展"母子传承国学"展演,组织村内孩子和家长进行《三字经》《百善孝为先》《中华孝道》等国学节目表演,让孝老爱亲思想在孩子们的心里生根发芽。每月邀请儒学讲师,开展孝德文化、家风文化讲座,连续举办7届百姓儒学节和谐敬老宴,志愿者用"包饺子"的形式,为老年人送上祝福;连续7年开展"爱暖重阳·走访慰问""情暖腊八节·暖身更暖心"等"我们的节日"系列活动,让老年人感受到村居大家庭的温暖。2018年成立村老年太极拳队,2019年组建村"夕阳红"吹拉弹唱文艺队,极大地丰富了老年人的精神生活。

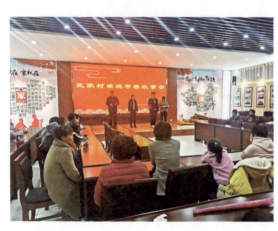

武家村新时代文明实践站"婆媳孝善故事会"

三、树立品牌，坚守初心，开启助老敬老新篇章

2018 年 4 月，武家村率先成立济宁市首个新时代文明实践站，以创建全省文明村为契机，一系列创新做法让老年人的生活更加美好。

（一）"相约黎明"化解"孤独烦忧"

"相约黎明"志愿服务工作被省级、市级媒体多次报道，被曲阜市新时代文明实践中心确定为"2020 年度首批十大文明实践志愿服务项目"。村干部和党员包保全村 70 岁以上的孤寡老人和留守老人 22 人，每天早上上班前必须和老年人"有个约会"，关心老年人的身体健康、生活困难、思想情绪等，排查用水、用电、用气安全，当天问题当天解决，解决不了的及时上报武家村养老服务工作领导小组研究解决。

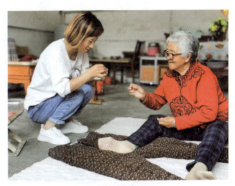

党员志愿者到空巢老人家中开展
"相约黎明"志愿服务活动

（二）"幸福食堂"增添"幸福味道"

2019 年 10 月，武家村幸福食堂正式开业，占地约 3 000 平方米，内设棋牌室、健身活动室、书画室、休息室，不仅解决老年人用餐问题，更是文化娱乐休闲场所，满足老年人精神需求，同餐共进、互动互学，其乐融融。

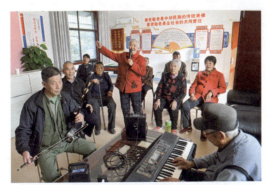

"夕阳红"吹拉弹唱文艺队在幸福食堂内设活动室排练

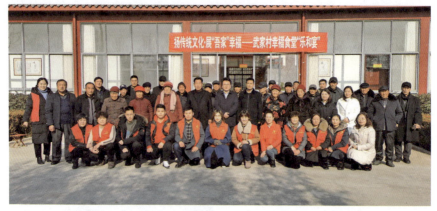

扬传统文化·展"吾家"幸福——武家村幸福食堂"乐和宴"

武家村幸福食堂饭菜标准是每天 12 元,老年人自费 5 元,村里补贴 7 元,每餐两菜一汤两主食,荤素搭配、营养充足。目前武家村有 23 位独居老人在食堂用餐,最年长者 94 岁。

(三)"家庭签约"做到"送医上门"

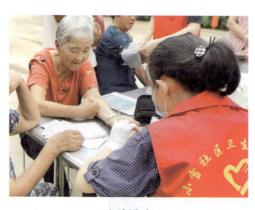

义诊活动

开展家庭医生团队进家庭活动,家庭签约医生为老年人提供"一对一"健康指导;对患慢性病的老年人每月上门随访;对村里行动不便的 25 名老年人,上门开展 B 超、心电图、血常规、内科检查等医疗服务。村卫生所密切联系社区卫生服务中心、兖矿集团总医院、红十字会眼科医院,医护人员定期到村里提供居家医疗和护理服务。

(四)"爱心发屋"解决"头等大事"

武家村距离镇上最近的理发店也要 3 公里路程,为解决理发难的问题,2021 年 7 月武家村村委出资打造了"爱心发屋",招募青年志愿者每周六晚上为老年人义务理发,对行动不便的残疾人等弱势群体更是提供上门服务,为村内 200 余名 70 岁以上老年人发放免费理发卡,可享受每月一次免费理发,截至 2021 年年底已开展免费理发 2 000 余人次。

武家村植根儒家优秀传统文化沃土,弘扬孝德文化,积极探索"文化养老"新实践,打造"孝和之村",引导村民自觉敬老向善,探索出一条孝老敬老与传统文化有效结合的养老之路。

专家点评

山东曲阜武家村作为一个典型的农村社区,充分发挥党员模范带头作用,针对老年人口占比大、养老需求多样化的特点,深入践行"文化养老"理念,儒家传统文化和村规民约深刻影响着村民的尊老、敬老、孝老行为,孝老文化大行其道,迎合了新时代养老事业发展的新需求、新趋势,走出了"文化养老"的新模式。该村评选表彰、积分兑换措施等孝老促进推进机制较为独特,"文化上墙""文明入心"等孝老氛围浓厚,"家风传承""家训相传"为孝老文化打下了良好基础,"相约黎明"活动扎实有效,"幸福食堂"为养老服务增添了"幸福味道","爱心发屋"事小影响大。该案例讲述的故事耐人寻味、特点鲜明,充分体现了中国传统孝敬文化的巨大影响和魅力,值得推广和学习。

（点评专家：山东省疾病预防控制中心主任医师　孙桐）

聚焦老年需求　创建老年友好社区

河南省郑州市管城回族区西大街街道平等街社区

郑州市管城回族区西大街街道平等街社区成立于 2000 年 10 月,辖区北至郑州老城西大街繁华商业街区,南至 3 600 年前商代王城遗址以及非遗文创街区,有浓厚的历史文化底蕴。辖区有 21 个楼院,居民 3 318 户 8 341 人,70 岁以上老年人 587 人。近年来,平等街社区坚持以提高老年人生活品质为出发点,探索"一中心三优化"工作法,即以服务老年人为中心,优化完善配套养老设施,优化提升社区养老能力,优化特色助老活动,实现社区老年人老有所养、老有所依、老有所学、老有所乐。社区先后荣获"全国五四红旗团委""全国学习型家庭创建示范社区""河南省五好团支部""河南省科普示范社区"等荣誉。

一、立足辖区实际,聚焦老年人需求

平等街社区通过入户走访、现场询问等方式,调查了解辖区老年群体的基本情况和服务需求。结果显示,近七成受访老年人在社区内或附近活动的频率为一天一次或一天多次,老年人对公共服务设施和休闲养老场所建设需求较高;82.6% 的老年人认为生活环境中应加装更加完善的便捷出行设施;老年人对医疗卫生、健身娱乐等需求也十分迫切,辖区内老年人有慢性病的占 76.2%,98.5% 的受访老年人认为完善社区内配套医疗卫生健康服务十分必要;88.6% 的受访老年人认为应当加强对高龄特殊群体的关爱和照顾;88.0% 的受访老年人认为经常性举办适老主题文娱活动十分必要。

二、围绕现有问题,探索创新"一中心三优化"工作法

(一) 优化完善配套养老设施,社区环境适老化

1. **打造舒适人居环境**　为增加辖区老年人活动空间,平等街社区在大小游园做"加减法",合理调整绿地和广场比例,升级改造为兼具文化、运动、通行、绿化、休闲为一体的游园广场,通过清除路面障碍、设立微景观等举措,优化楼院环境;为每个楼栋楼梯增加双扶手,保障老年人出行安全;增设休闲娱乐场地、铺设室内外健身设施等,方便老年人娱乐活动。

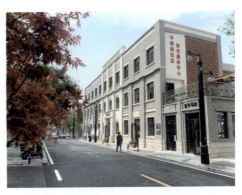

老旧小区改造后平等街社区
养老服务中心全貌

2. **完善便捷出行设施**　平等街社区在制订老旧小区改造设计方案时,现场征求居民尤其是老年群体意见建议,从配套设置、室外空间、无障碍设计等方面充分考虑老年人的生理和心理特征需求。截至 2021 年年底累计改造整治老年健身活动广场 3 个,安装楼道折叠凳 40 个,改造无障碍坡道 2 000 余平方米,加装路灯 50 盏,整改或新建公厕 3 处,较好满足了老年人便捷出行需求。

67 岁的王阿姨赞美道:"我家住在 6 楼,上了年纪后,出门上下楼都是我最发愁的事,自从社区在楼道里装了折叠凳,每天上下楼我都可以在拐角处休息,真是太贴心了。"

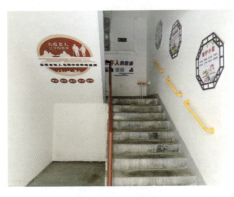

老旧小区改造后辖区砖牌坊街 1 号院
适老化设施

(二) 优化提升社区养老能力,服务主体多元化

1. **开展社区养老服务**　辖区内社区卫生服务中心成立了 12 支以全科医生为核心,公卫医师、社区护士、中医师、预防保健人员为成员的家庭医生签约

服务团队,制定了老年群体个性化服务包,为辖区老年群体提供家庭出诊、健康指导、家庭护理、康复指导等健康服务,更好满足辖区老年群体的健康需求。辖区内老年人一旦身体出现不适或有慢性病等诊疗需求,可以就近到辖区内社区卫生服务中心就诊。

针对辖区内孤寡老人较多的情况,平等街社区全新打造一处面积近1 000平方米的社区养老服务中心,引进专业养老集团运营管理,设置"健康小屋""老年餐厅""康乐室"等功能室,配备护理床、轮椅、洗衣机等设施设备,同时开设日托、周托、月托服务,并对孤寡、空巢、失独、失能、半失能等居家养老的老年人开展上门洗衣做饭、打扫卫生、生活照料、助医陪护等服务。此外,定期开展"中医养生大讲堂""糖尿病注意事项""慢性病防治"等讲座,提升辖区老年人健康素养。

2. 5G 引领智慧养老　社区养老服务中心以5G智慧大屏为基础,运用大数据、物联网等信息化技术手段,建设社区养老、健康、活动数据互联互通的"5G+智慧养老"平台,实现养老资源与老年人需求有效对接。

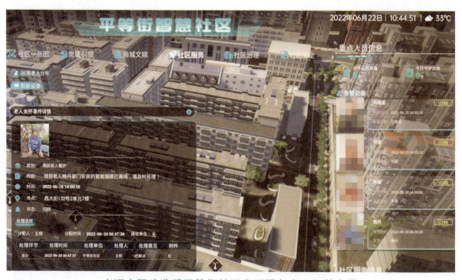

老旧小区改造后平等街社区党群服务中心智慧大屏

3. 管理到位保障有力　平等街社区采用居家服务等方式,为辖区低保、低收入家庭的中度、重度失能老人和高龄老人,以及60岁以上的失独老人和散居特困老人派发餐券、助浴券、助洁券、助医券、代办券等,帮扶提升老年人生活质量。

（三）优化特色助老活动，丰富老年活动载体

1. **开展多种适老主题活动与关爱活动**　近年来，平等街社区先后开展适老主题活动、文体娱乐、志愿服务 50 余场；开展健康、法律金融、安全等专题讲座 20 余场；组织手工、唱歌等兴趣活动 60 余场；开展志愿服务、上门巡视服务等 40 余次。同时，平等街社区通过定期开展"爱心义诊""免费理发"等活动，组织志愿者为空巢老人、孤寡老人、多病老人洗衣服、打扫卫生和谈心拉家常，使老年人感受到社区大家庭的温暖与关爱。

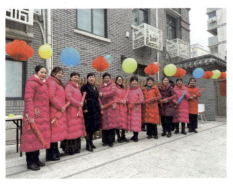

老年舞蹈队在社区小游园进行舞蹈排练

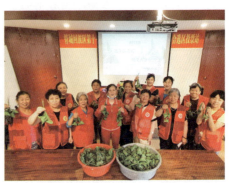

平等街社区举办"端午品香粽　味美
万家颂"活动

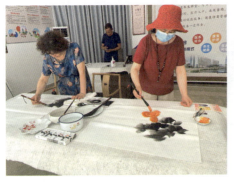

社区老年人在养老服务中心参加绘画活动

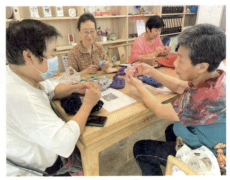

社区老年人在养老服务中心参加社团编织活动

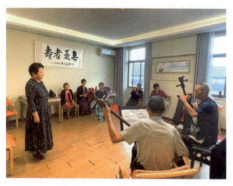 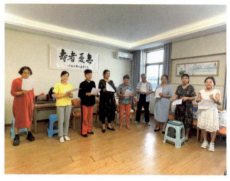

社区老年人在养老服务中心参加曲剧团活动   社区老年人在养老服务中心参加唱歌课

2. 提供优惠政策帮办服务   社区开展"免申即享"服务,通过对老年人年龄、户籍、子女情况等信息精准核验,对符合条件的老年人、家庭实行免予申报,直接享受相关政策。对行动不便的老年人,社区还提供"帮办代办"服务,由帮办工作人员上门收集资料,代为办理相关业务。

三、老年友好型社区创建工作成效显著

平等街社区聚焦老年人实际需求,探索"一中心三优化"工作法,取得了良好效果。截至 2021 年年底,社区养老服务中心累计服务老年人 720 余人,为辖区老年人提供医疗卫生服务 1 800 余次,为辖区失独老人和散居特困老人派发养老服务券 240 余张,开展文体娱乐、志愿服务、专题讲座 130 余场,增强了老年人的获得感、幸福感和安全感。

专家点评

平等街社区在老年友好型社区创建过程中,立足辖区实际,聚焦辖区内老年人需求,通过需求调查客观评估老年人出行、文体活动及就医等方面需求,聚焦社区老年人"急难愁盼"问题,通过引入第三方运营管理,打造"健康小屋""老年餐厅""康乐室"一体化社区养老服务中心,完善配套养老设施、智慧养老平台对接孤寡独居老人精准需求与优化特色助老活动等多项举措,提升了社区养老能力,切实增强了老年人的获得感、幸福感、安全感。

（点评专家：中国人民大学残疾人事业发展研究院副院长／教授　杨立雄
中国健康教育中心研究员　任学锋）

聚焦老年健康　筑牢幸福根基

湖北省咸宁市赤壁市蒲纺六米桥社区

六米桥社区位于赤壁市的蒲纺工业园区,常住人口 7 991 人,60 岁以上老年人 1 718 人,占 21.5%。其中 65 岁以上老年人 1 155 人,80 岁以上老年人 71 人,计生特扶老年人 38 人,空巢独居老年人 402 人。为切实解决这些居家老年人身心健康维护难题,六米桥社区紧紧围绕"敬老、爱老、助老"这条主线,以创建全国示范性老年友好型社区为抓手,着力推进医养结合和智慧健康养老服务,将老有所医、老有所养落到实处,社区老年人获得感、幸福感显著提升。

一、基础设施"补短板"

(一) 设立"爱心义诊室",守护老年人健康

社区中心位置建设"爱心义诊室",在辖区精心选择 3 名优秀的退休医生和护士组建志愿服务团队,常年为老年人提供健康义诊,深受欢迎,已为老年人提供义诊服务 1 000 余人次。社区还联合眼科医院设立"爱眼 e 站",免费为社区老年人提供一般性眼健康诊疗服务 200 余人次。

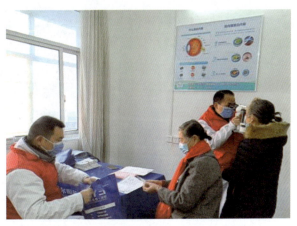

"爱眼 e 站"的眼科医生为老年人免费诊疗

（二）配齐文化体育设施，丰富老年人生活

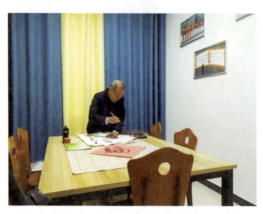

老年人在书画摄影室练习书法

近年来，六米桥社区先后完成翠泉花苑、四号路、六米桥小区活动阵地及小区文化广场等文体设施的改造，建成街心公园、俱乐部、灯光球场、图书馆、棋牌室、乒乓球室、书画摄影室等文娱场所。这些齐全的文体设施，不仅满足了老年人的健身需求，而且让老年人在家门口享受到"文化盛宴"，极大地丰富了老年人的精神生活。

二、便民服务"提质量"

（一）健康服务常态化，让老年人老有所医

2020 年开始，陆水湖街道社区卫生服务中心连续 3 年与六米桥社区养老服务中心签订医疗服务合作协议，开展以老年病、慢性病为重点的预防、医疗、保健、康复、健康教育等综合性医疗保健服务。一是大力开展医养结合服务，为社区 65 岁以上老年人开展一年两次的医养结合服务，主要包括血压测量、末梢血糖检测、保健咨询、康复

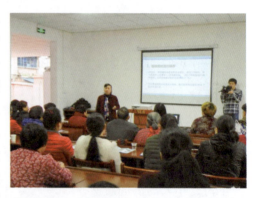

医生向老年人讲解糖尿病、高血压的预防知识

指导、护理技能指导、营养改善指导六个方面，全年服务 3 000 余人次。二是着力开展老年人心理健康服务，针对抑郁、焦虑等常见精神障碍和心理行为问题，开展心理健康状况评估和随访管理，为老年人特别是有特殊困难的老年人提供心理辅导、情绪纾解、悲伤抚慰等心理关爱服务，全年开展心理健康服务 200 余人次。

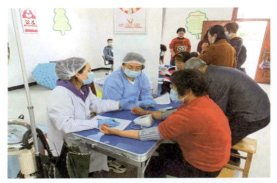

六米桥社区卫生服务站医生为老年居民免费体检

（二）帮扶互助重细节，让老年人老有所伴

由社区工作人员和志愿者组建邻里关照服务团队，与社区262户计生特扶、空巢独居老年人建立"一对一"帮扶机制。团队成员与联系对象"一对一"联系，发放"爱心卡"，公布联系电话，每月至少电话联系4次、上门访问2次，了解和掌握联系对象的情况，及时反映和解决困难和问题。通过开展"敲门行动"，走进计生特扶、空巢独居老人家中，与老年人拉家常、帮做家务。针对老年人在传统节假日期间无人陪护、沟通匮乏等问题，社区志愿者组织开展"粽享快乐·传承关爱"包粽子、"情暖聚中秋·和睦邻里情"文艺汇演、"一家亲·百家宴"以及计生特扶、独居老人集体生日会等系列活动，与老年人进行联谊交流，让老年人感受社会的温暖与关爱，为其心理和精神提供疏导与慰藉。社区每年开展相关系列活动不少于6次。

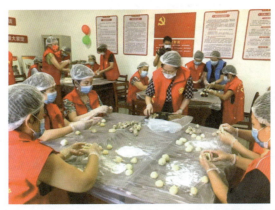

开展"志愿话中秋·共谱敬老情"传统节日志愿服务活动

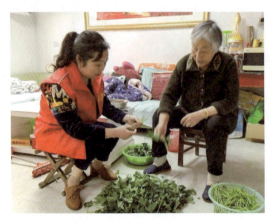

志愿者上门与高龄老人拉家常

此外,社区还积极探索推行邻里互助养老服务机制,先后为30户计生特扶、空巢独居老人安装邻里互助报警器,用人性化服务关注老年人健康。一位失独老人感慨:"社区志愿者就像亲人一样,总是嘘寒问暖惦记着我们这群老人,让我们老两口从失去爱子的阴影里走出来,享受到'家'的温暖。"

(三) 文娱活动多丰富,让老年人老有所乐

赤壁市老年大学在六米桥社区设立教学点,成立老年学(协)分会,组建社区俱乐部,为老年人量身打造老年合唱团、民乐班、广场舞之家等文娱活动平台,积极组织社区老年人参加歌舞演出、太极拳表演、器乐演奏等活动,丰富晚年生活。社区依托各类文娱活动,引导老年人参与其中,展示老年人健康向上的精神风貌和时代风采,仅2021年社区就为老年人组织开展各类文娱活动20余场次。

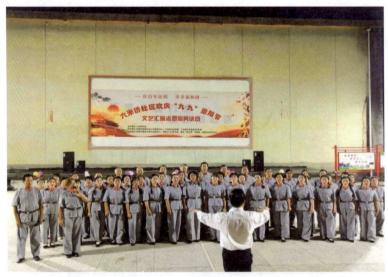

合唱团开展以"庆百年征程　享幸福和谐"为主题的欢庆重阳节活动

三、智慧康养"促融合"

（一）服务"零距离"

赤壁市蒲纺工业园区利用"互联网＋"技术联合开发居家智慧养老服务平台，平台集远程视频问诊、健康管理等功能于一体，能为居家老年人提供医疗保健、家政服务、生活照料、精神慰藉、心理关爱等综合性服务。自 2019 年起，六米桥社区依托该平台，不断促进康养融合，实现养老居家服务"零距离"。

（二）选择"自助化"

社区构建了开放式的图文、语音、电话、视频在线沟通服务系统，并开通 5512348 服务专线和 24 小时呼叫服务。老年人可通过上述方式实现与蒲纺医院（同济赤壁医院）、辖区内家政服务公司的无缝对接，24 小时自助选择助餐、助浴、助医等"点菜式"服务。社区为老年人免费下载安装"智慧健康养老服务"手机 APP 300 余次，免费提供"智能穿戴设备"200 余套。

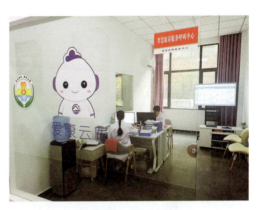

智慧信息系统服务中心

（三）教学"面对面"

采取集中或上门"一对一"的方式，指导老年人使用"智慧健康养老服务"手机 APP 和"智能穿戴设备"，先后组织集中培训 10 余场次，"一对一"培训 300 余人次。很多老年人一次教不会，工作人员就面对面教两次、三次……直到教会为止。70 多岁的社区居民李奶奶与老伴因腿脚不便，常年深居简出，如今已能熟练地在手机 APP 上进行操作，下单按摩理疗服务，不到 10 分钟社区卫生服务站的中医医生便来到家中开展服务。

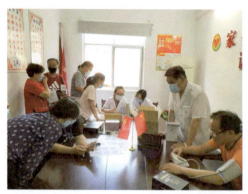

统一集中在小区培训，帮助指导老年人操作智能设备

自2020年8月以来，智慧网络平台为社区老年人开展医疗就诊服务400余人次，上门家政服务1 000余人次，极大地方便了老年人群体的康养服务需求。

专家点评

　　湖北省咸宁市赤壁市蒲纺六米桥社区，以创建全国示范性老年友好型社区为抓手，以关爱老年人健康为基调，以提升老年群体幸福感为目标，扎实推进医养结合和智慧健康养老，成效显著：覆盖全体老年人和高龄老年人等特殊群体，内容涉及养老、医疗、文体健身、精神生活、生活照料各方面，为中西部地区服务老年人健康提供了切实可行的途径。

　　打牢服务老年人基础架构，设立"爱心义诊室"等，改造文化健身设施，为健康养老提供实体支撑，开展常态化医疗服务。社区卫生服务中心和养老中心开展签约医疗服务；对计生特扶等老年人定期帮扶，常态化联谊交流形成惯例。老有所乐，制度性组织开展文体活动，让老年人形成健康向上的精神风貌。引入信息化载体，满足老年群众全方位服务需求。自助和互助提升老年人生活品质。

　　该社区在老年友好型社区创建中，既有老年群体的全面覆盖、又有特殊群体的差异化服务，既有全方位服务体系、更有以需促建的硬件支撑，既有社会对老年人的帮扶、更有老年人之间的互助，既有常规扶助、还有信息化全方位生活照料。典型经验实实在在，借鉴门坎低，利于推广。

（点评专家：国家发展改革委社会发展研究所社会事业
研究室主任/研究员　邢伟）

军民共建友好社区　敬老崇文幸福景园

湖南省长沙市开福区四方坪街道科大景园社区

长沙市开福区四方坪街道科大景园社区是一个军民共建、军地融合型社区。占地面积为 0.54 平方公里,现有住房 71 栋 3 039 户,居住人口共计 7 079 人。其中,60 岁以上老年人 1 510 人,占居住总人口的 21.3%,以部队离退休老干部居多;80 岁以上老年人 196 人,90 岁以上 22 人。

近年来,面对社区老龄化的现状,科大景园社区始终坚持党建与社区建设"两手抓",开创"两建四共"工作模式,深化"军民共建、群团共治、党派共创、社会共享"服务项目,紧密联系民主党派、群团组织,建立同心议事协商会议制度,通过资源联动、阵地共建、服务共享的一系列举措,大力推行党建引领、组织相加、工作相融、发展共赢的工作模式,积极探索出一条以"敬老崇文,幸福'靶'心"为主题的老年友好型社区创建之路,努力使老年人切身感受到"生活便捷舒适、服务无处不在、幸福就在身边"。

一、力量凝聚,为敬老崇文打造"绿色宜居景园"

科大景园社区紧邻浏阳河畔,曾经是一个城郊结合地,有些居民私自开辟菜地、饲养家禽,严重影响了社区环境。2018 年,随着河长制工作的推进,社区服务中心凝聚多方合力,经过一年多的努力,共计拆除违章建筑 6 处,清理菜地近 8 000 平方米。后期又在开福区园林局的大力协助下,完成 5 000 多平方米的绿植栽种,健身器材、休闲桌椅等配套设施全部安装到位,社区面貌焕然一新。

2019 年,在开福区农业农村局提供的经费保障下,社区整合资源,盘活地块,2 000 多平方米的空坪歇地被打造成老少皆宜的广场舞舞台。其后,在政府和部队的支持配合下打造社区党建公园。"军旅文化""孝亲敬老"等众多元素融合于百米宣传长廊中,增设的两座凉亭、手扶栏杆、"Z"字形坡道等设施得到了老年居民的高度认可,适老化改造使得许多行动不变的老年人走出家门,心情变得舒朗起来。

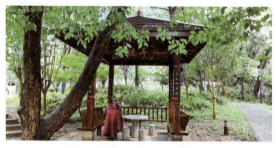
老年人经常聊天的风雨凉亭

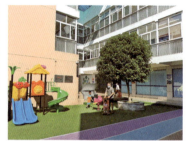
老年人社区活动场地

　　为进一步提升群众的生活品质和居住条件,由政府补贴,2021 年 1 月南营区宿舍 4 栋率先完成电梯安装,适老化改造极大方便了老年人的日常出行。"太好了,终于不用爬楼了,我们每天都可以下楼遛弯了。"这些曾经为国防奉献了大半辈子的老军人,如今发出了会心的赞叹! 原来不常出门的高楼住户,现在每天都要下楼来走一走、聊聊天,或到社区服务中心参加活动,看一看书报,生活变得丰富便利起来。

二、资源整合,为敬老崇文优化"心"级专属服务

　　社区服务大楼总面积达 1 800 平方米,文化活动室配备齐全。2018 年初,社区建立开福区第一批"自助式数字化健康小屋",引进专业医疗团队资源,定期为老年人提供体格检查、健康指导等服务;完成全部老年人健康档案登记工作,建立"1 对 1 联系服务",发放"暖心健康服务卡"。针对高龄、失能的居家老年人,提供上门巡诊、康复治疗等专业医疗服务。社区注册志愿者 800 余名,低龄健康老年人成为重要组成力量,志愿服务延伸至每个小区楼栋。此外,社区每年为高龄、特困老年人统一购置"老年人意外保险",老年人的健康生活得到极大保障。

　　社区作为"湖南省同心文化社区""退休人员社会化服务基地",人才资源丰富。有知名律师为老年人开设专场法律讲座、提供法律援助;综合医院定期开展义诊,牙科医院特设老年人折扣卡;国防科技大学的军人教师、学员给老军人们讲当今国际形势、最新军事武器知识等,全方位满足社区老年人的养老及个性化需求。

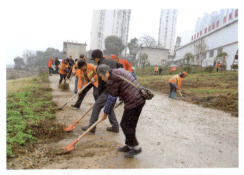
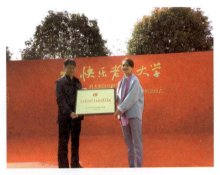

老年人成为志愿队伍的主要力量　　　　2018 年创建"退休人员社会化服务基地"

三、多方搭建，为敬老崇文筑造美好精神家园

老年人日常拉家常被社区扩展为倾听小区声音、为民排忧的信息传递平台，让老年人自觉参与社区建设和居民自治，使得公共服务主体呈现多元化格局。社区党委通过讲座、会议、主题党日活动将居民自治的意义、居民的权利、参与民主选举、民主管理和监督的途径和方法、国家的优惠政策等进行广泛宣传，使群众增强当家作主的意识；建立党员居民议事制度，搭建"景园杂谈"平台，以党员带头引导群众依法参与管理自治事务，入户倾听群众的建议和诉求，做到事事有着落、件件有回复；从身边事、群众关心的事务入手，加强对民主选举、民主决策、民主管理和民主监督的贯彻和落实，树立党员大会、居民代表大会的权威，通过党委引领、民主协商解决居民关心关注的热点、难点。

社区党委每年以传统节日为契机，组织党员志愿者、各协会成员在辖区开展"庆元旦·迎新春"文艺汇演、"忆屈子·续清廉"端午活动、中秋游园会、"九九重阳节·浓浓敬老情"等喜闻乐见、寓教于乐的文娱活动。充分利用快乐老年大学、长沙图书分馆、"同心文化"等平台，开展各类健康知识讲座，发放各类健康教育资料，积极倡导家庭健康促进工作。

为充分激活社区活力，发挥军地共建共享优势，组建"文艺轻骑兵"志愿服务小分队，从 2012 年开始，每年 6 月 28 日定为"科大景园社区军旅文化节"，邀请驻区单位、部队官兵、居民及各协会成员欢聚一堂，台上吹拉弹唱，台下书画、摄影作品展示，展现退役军人及家属的新时代风采。

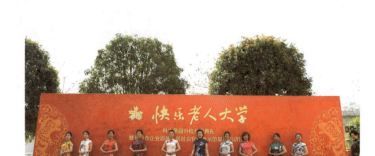

老年服装模特队展示风采

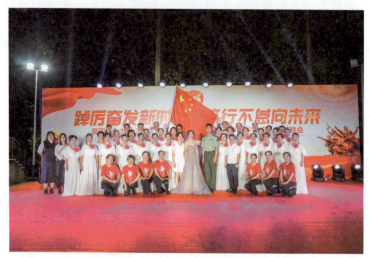

老年人积极参加社区军旅文化节

2018年3月,科大景园社区引进长沙市第一家嵌入式快乐老年大学,办学四年多来,累计服务老年居民5万人次。无论是课程安排、师资力量,还是服务居民人次,都走在长沙市社区的前列。老年大学以"快乐"为最大特色,标准化办学,规范化服务,同时线下开展演出、组建志愿者队伍、建立功能型党支部等。在社区党建引领下,搭建社区文化活动平台,探索文化养老新途径,开拓社会主义核心价值观建设"新平台",以老有所乐为着力点,使核心价值观落地生根。

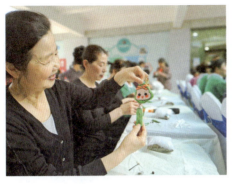
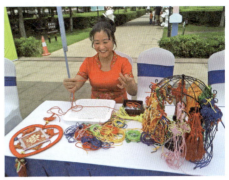

老年人展示亲手制作的艾叶香包　　　　非遗传承人在社区进行现场教学

四、科技助力,为敬老崇文提供服务新思路

社区将传统方式与创新手段相结合,一方面组织智能手机和电脑课程集中培训,另一方面通过电子智能社区服务终端、人脸识别认证等设备,让老年人享受到智能化服务体验。

为了让办事群众少跑路、少排队、少等候,社区建立帮(代)办+365"不打烊"工作机制,由街道政府服务中心牵头梳理社保、卫生健康、民政等8大类47项居民常办事项下沉至社区受理,通过构建"15分钟政务服务圈",极大地减少了居民办事时间和跑路次数,社区政务服务质量和效率得到持续优化。为了方便企业、商户、老年居民办事,对未完成事项办理或所办事项紧急的服务对象提供延时、错时服务;对无法在法定工作日前来窗口办理,又急需申办的服务事项,提供节假日预约服务;对老年人、行动不便的人群,由本人提出申请后,提供帮代服务、上门服务。有效破解了群众"上班时间没空办事,下班时间没处办事"的难题,做到政务服务365天"不打烊",为老年人打造方便快捷的"生活圈"。

"我们社区真的越来越好了,公园建在小区里面,有自助式健康小屋,有快乐老年大学,还有室内健身场馆,真是太方便了,我们这

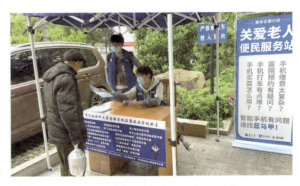

智慧助老帮助老年人融入数字时代

些老同志赶上好时代了！"这是老年人对社区创建示范性老年友好型社区最真切的评价。社区服务中心负责人表示，老年友好型社区创建不是工作的终点，而是更好为老年人服务的新起点。

专家点评

科大景园社区通过改造老旧小区环境，创建社区党建公园、融合"军旅文化""孝亲敬老"等众多元素的百米宣传长廊、安装电梯等举措打造敬老崇文的绿色宜居景园；通过建立"自助式数字化健康小屋""同心文化社区""退休人员社会化服务基地"，组织延伸到每个小区楼栋的志愿服务队伍为高龄、失能老年人提供助老服务等举措，为社区老年人提供健康指导、上门巡诊、康复治疗、法律援助等各项养老与健康服务，为敬老崇文优化"心"级专属服务；通过设立"社区军旅文化节""快乐老年大学"等举措为敬老崇文筑造美好精神家园；通过建立帮(代)办+365"不打烊"工作机制，借助电子智能社区服务终端等智能设备为老年人打造方便快捷的"生活圈"，为敬老崇文提供创新型科技服务，积极探索出一条以"敬老崇文，幸福'靶'心"为主题的老年友好型社区创建之路，使老年居民切身感受到"生活便捷舒适、服务无处不在、幸福就在身边"，得到了社区老年人的高度认可与由衷赞赏。

（点评专家：中国健康教育中心研究员　任学锋）

创新打造"医养康护"智慧养老新模式

广东省深圳市宝安区新桥街道万丰社区

宝安区新桥街道万丰社区是典型的村改居社区，辖区总面积 2.8 平方公里，管理人口约 7.32 万人，人口密度高，且外来人口多。常住老年人 3 233 人，其中 60 岁以上户籍老年人 349 人、非户籍老年人 2 884 人，非户籍老年人占比约九成。高龄(80 岁以上)独居老年人 21 人、重残老年人 12 人、行动不便老年人 6 人。辖区建设有 1 家二级综合性医院——深圳万丰医院和 2 家社康中心。

万丰社区老龄化呈加速发展趋势，养老服务需求持续增长。社区以创建全国示范性老年友好型社区为契机，在党建引领下，利用信息平台和网格平台、开发智慧养老服务平台和互联互通整合资源，实现社区医疗"零距离"服务、助老服务线上线下双联动和智慧居家养老，营建温馨社区长者家园，打造"医养康护"智慧养老新模式。

一、利用信息和网格平台，实现社区医疗"零距离"服务

(一) 创新"社区医格"模式

万丰社区联合专业医疗平台，整合信息平台和网格平台信息，探索搭建三级联动平台(网格 - 社康中心 - 社区党委)，将社区划分为 6 个医疗服务网格区域(简称"医格")。每个网格内配备 1 支"2+N"医疗健康责任团队，团队成员由社康中心全科医生＋社区护士＋志愿服务者队伍组成，为老年人提供咨询、上门等服务。各"医格"人员信息在相应的物业、小区、楼栋公布，老年人可随时与"医格"人员取得联系，实现社区医疗"零距离"服务。

老年人家中安装紧急呼叫装置，房屋楼栋大门预留应急信息卡，如遇突发

情况,消防人员、医护人员可第一时间定位老年人所在楼栋位置,5分钟之内到达救援地点进行急救。

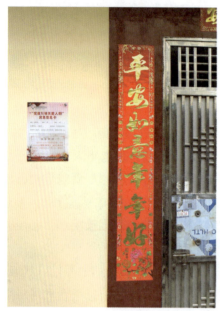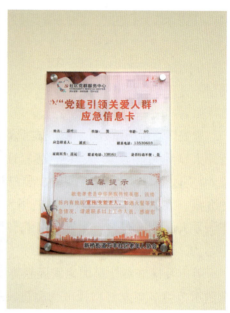

老年人家门口的"党建引领关爱人群"应急信息卡

(二) 开展"送医入户"健康关爱行动

　　万丰社区设立常住居民家庭电子健康档案5万余份,并对老年人实行分类管理,划分了60岁以上老年人、65岁及以上老年人,高血压患者、糖尿病患者等重点关注人群,采用动态信息管理。社区号召医生党员带头开展"送医进小区""送医入户"等健康关爱行动,为社区老年人提供免费测血糖、量血压、指导用药、医疗咨询、常见病多发病诊疗、传染病防治知识宣传等服务。2018—2021年年底,开展各类免费体检、用药安全、义诊、口腔健康等活动共计100余场,社区受益老年人达2 000余人次。

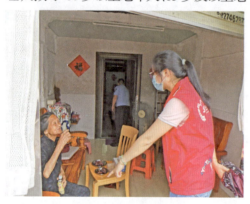

社区工作人员及网格员到社区独居老人家中
排查燃气、用电安全

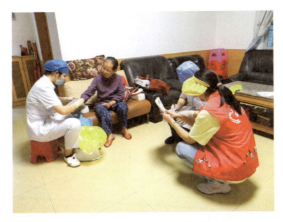

社区工作人员与社康医生上门为独居老年人
提供入户健康指导服务

二、开发智慧养老服务平台，实现助老服务线上线下双联动

万丰社区积极引入智慧养老服务平台，依托云计算、大数据、互联网、物联网等科技，整合社会各界服务资源，老年人可以通过智能终端设备享受线上服务和线下实体服务。

（一）智能终端设备，实现智慧养老

社区通过购买服务的形式为 69 岁以上户籍老年人发放智能陪护机器人、智能手表和紧急呼叫器等智能养老设备 216 台，发放率达 94%。为老年人提供 24 小时心率监测、紧急呼救、走失求助、出行行踪监护、生活娱乐等服务，提供全方位、全时段的"无院墙"看护，实现智慧居家养老。

2019 年 12 月 31 日，万丰社区长者家园、老年人日间照料中心成立。老年人在这家社区切入模式的养老服务中心享受住养、日照、居家、餐饮等一体化的智慧养老服务，健康手表、智能机器人、智能血压计、智能床垫等智能设备成为社区老年

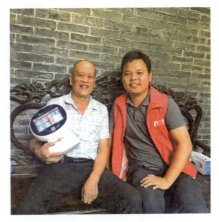

为老年人发放智能终端设备

人日间照料中心的"标配"。

　　某天早上,万丰社区 64 岁的李奶奶来到老年人日间照料中心。刷脸进门的同时,李奶奶已完成测温,在中心后台李奶奶的个人信息同步呈现。她轻车熟路,自助利用健康检测设备完成基础健康检测,随后来到大厅的触摸屏菜单点服务,"先参加合唱,再去插花"。看到屏幕上自己心仪的活动选项被勾选点亮,李奶奶笑着走进活动室。这是万丰社区老年人在日间照料中心开启一天的日常场景,截至 2021 年年底中心已吸引近 400 位老年人。

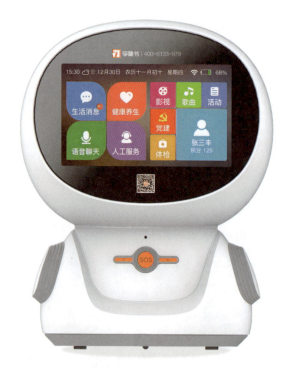

智能机器人服务功能菜单

　　智能设备结合科技手段,大大提升了养老服务管理信息水平。比如,智慧床垫可以记录生命体征信息,自动监测心率,实现一键报警;防丢失智能手环设置了呼叫功能,一旦发现异常,系统一键报警发送求助信号,智慧养老服务平台监控大屏会即刻出现提示,值守工作人员将立即联系老年人的亲属或工作人员上门。

(二) 智慧平台,汇集线上线下丰富服务

平台可提供智慧养老服务共 4 类 12 项基础服务,包括老有所依(一键求救、救助实施、防丢定位)、老有所医(一键预约、避免排队、专家资源)、老有所怡(活动邀约、在线聊天、生日提醒)、老有所易(订餐送餐、预约家政、在线购物)。

老年人可以方便地一键下单或语音下单,线下服务实体可线上接单,线下提供送餐、送货、预约报名、挂号等服务,实现长者助餐、生活照料、休闲娱乐、健康管理、安全看护等智能化服务和信息化监管,让养老服务更便捷、更高效,让老年人跟上年轻人的节奏,实现与社会同轨。

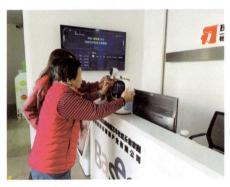

社区老年人潘婆婆在长者家园工作人员
指导下运用智能机器人进行线上预约挂号

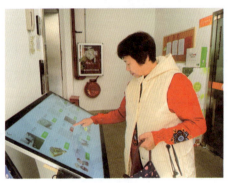

参加活动的老年人在长者家园
进行活动签到

(三) 广泛参与,发挥老年人能动性

社区引用"时间银行"运营理念,配置智能日照系统和智能终端辅助等新型养老设施,吸引社区义工和老年人参与活动,充分发挥老年人自我能动性。长者关爱服务队自 2018 年成立以来,累计参与志愿者超过 6 000 人次,上门服务超过 1 200 次,服务人数超过 1 500 人次,大力宣传敬老、爱老、助老的中华民族传统美德。同时,也增强了退休老年人自尊、自立、自强、自爱的意识。

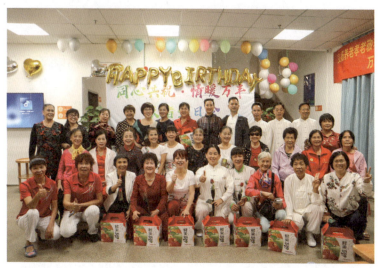

万丰社区"同心共祝·情暖万丰"长者生日会

(四) 部门联合,构建养老服务数据库

　　社区进一步探索与民政平台数据对接,形成涵盖老年人身体、经济、医疗等基础信息的居家养老基线数据库,为居家养老服务高质量发展提供信息和技术支撑。

三、整合资源,实现"医养康护"四位一体

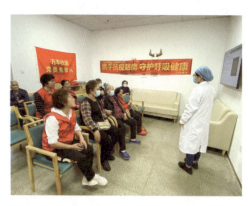

万丰社区健康服务中心医生在万丰社区长者家园开展"携手抗疫防痨　守护呼吸健康"主题健康讲座

　　以"智慧健康服务厅"为平台,整合周边万丰医院、社康中心,开展服务,为辖区老年人提供各类具有医养结合功能的物联网服务终端,整合资源打造"医养康护"四位一体的新型智慧健康养老模式,满足多层次、多样化的健康养老需求。推进多元化医养结合,实现慢性病管理,包括病情监测、档案管理等。通过居家环境监测、远程看护、亲情关怀、健康干预等实

现居家健康养老。

社区进一步打通医养资源,完善激励机制,在万丰社区长者家园配置基础医疗设备等,鼓励居家养老服务机构开展中医药和康复适宜技术服务,将医疗卫生服务更好地延伸至居家养老服务中。

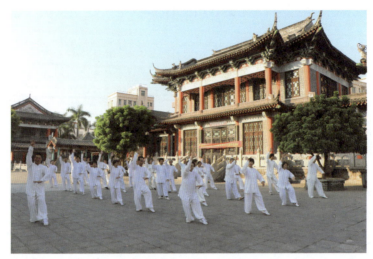

万丰社区幸福老人计划——"乐动太极·健康人生"活动

专家点评

推进智慧养老,是优化老年健康和养老服务供给的必然选择。新桥街道万丰社区依托智慧养老服务平台,为"银发"贴上智慧标签,为居家老年人提供24小时一键获取的便捷服务,实现长者多样化需求"简便化"操作,让科技更好地为养老服务。同时,万丰社区党建引领为老服务,搭建网格-社康中心-社区党委三级联动平台,整合信息平台和网格平台信息,串联起辖区医疗资源。小医格里有大民生,"医格"成员5分钟内响应老年人的紧急需求,实现社区医疗"零距离"服务。万丰社区紧跟智慧养老趋势,打造"医养康护"智慧养老新模式,迈出了全方位全时段服务社区长者的第一步。

(点评专家:清华大学老龄社会研究中心顾问/教授　何景琳)

发挥瑶医药瑶山水优势
探索具有民族特色的敬老爱老模式

广西来宾市金秀瑶族自治县金秀镇民乐社区

金秀瑶族自治县是全国最早成立的瑶族自治县,也是国内最大的瑶族聚居区,被誉为"世界瑶都""岭南避暑胜地"。民乐社区是 4A 级景区"山水瑶城"(金秀镇)两大社区之一,面积约占整个瑶城的一半。这里周围群山环抱,层林叠翠,是生态养生、休闲旅游胜地,有"宜居·宜养·和谐·长寿"社区之称。社区户籍人口 5 200 人(瑶族占比 65%),60 岁及以上老年人 558 人,其中 80 岁以上老年人 313 人,占老年人的 56.1%。

社区老年人普遍缺乏预防保健、健康管理常识,受自然环境的影响,风湿等老年病较为普遍,原有的为老服务设施陈旧,安全隐患较多,不利于老年人出行。为此,民乐社区结合本地实际,践行积极老龄观、健康老龄化工作要求,充分发挥瑶医药瑶山水独特优势,按照送医、送药、送健康和把适老化改造融入景观建设全过程的工作思路,积极探索具有大瑶山民族特色的敬老爱老模式,满足少数民族地区老年人多样化养老服务需求,促进老年人身心健康、长寿,让老年人共享改革发展成果,安享幸福晚年。

一、坚持"送医、送药、送健康",人人享有健康

金秀是著名的"中国瑶医药之乡",瑶医药文化具有十分浓厚的历史传承。金秀大瑶山有药用植物 1 700 余种,是全国第二、广西第一大中草药植物基因库。瑶药种类多样,瑶医疗效独特。民乐社区充分依托社区周边瑶医医院、瑶医瑶药一条街等公共服务资源,组织本地瑶医服务社区老年人。

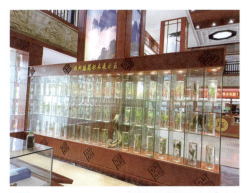

瑶医医院瑶医药长寿文化传承展示经典瑶药

（一）送药送医，上门服务

民乐社区敬老爱老氛围浓厚，企业和爱心人士免费送医送药蔚然成风。近年来，爱心人士每年捐赠瑶浴包达 2 000 包（总价约 40 000 元）。瑶医医院、妇幼保健院每季度至少开展一次"为老服务"健康义诊，免费提供体检、点穴、针灸、拔罐服务，每年接受义诊及健康教育的老年人达 3 000多人次。利用"老年健康宣传

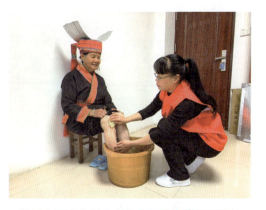

社区志愿者上门为老年人提供瑶药浴足服务

周""敬老月"活动，宣传老年口腔健康、老年营养膳食等知识，引导老年人养成健康生活方式。社区 69 岁的曾奶奶感慨："瑶医瑶药的确见效，我就是其中的受益者，社区老年人也相信瑶医瑶药，都喜欢泡瑶浴，对健康很有好处"，并把社区爱心举动编成瑶族山歌在民间传唱。

（二）医生签约，个性服务

为解决长期居家、行动不便老年人的健康问题，社区与金秀镇卫生院通过院内服务与入户服务相结合，将健康服务延伸至瑶胞家庭，定期为社区老年人提供药膳、瑶浴、刮痧、艾灸等基础瑶医药个性化服务，解决了老年人，尤其是留守老年人的后顾之忧。

（三）交流互助，"老者自医"

社区 65 岁民间瑶医医生陶冬兰成立瑶医药协会，并担任会长。瑶医药协会经常组织老年人开展健康教育活动，带动一批瑶医药忠实"粉丝"，成员之间互相分享自己的健康保健知识。通过参加培训、讲座，老年人掌握瑶医瑶药基本药理知识，形成健康养生的良好习惯。有 50 多名民间医师通过考核获得县域内瑶医医师证书，其中老年人占比近一半。

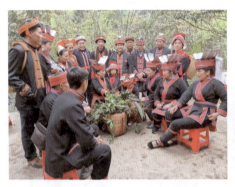
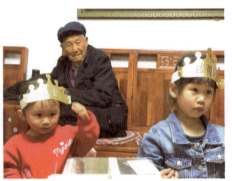

瑶医医生陶冬兰传授交流瑶医药知识　　受益于瑶医药养生法的社区瑶族
102 岁老人赵爷爷精神矍铄

二、适老化改造融入景观建设全过程，老年人出门即享受美景

在适老化改造过程中，民乐社区不断完善"老年人＋居民代表会议＋镇人大代表"议事模式，广泛吸收老年人意见建议。社区 73 岁瑶学学会莫会长提出把适老化改造融入城镇景观建设过程的建议被采纳。

（一）修建瑶族元素景观便民桥

新建的 5 座便民桥全部做成矮石梯、高护栏、宽平木凳，整体风格古色古香，充满瑶文化元素，且符合适老化要求，集休闲、健身、观景为一体。

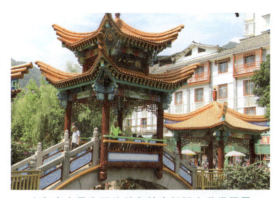

老年人在具有民族特色的步行桥上欣赏风景

（二）完成环香草湖 3 公里健身步道建设

充分考量步道与山水瑶城自然环境保持充分的协调一致，围绕整个湖区，依山傍水而建。每隔 50 米设观景平台，全部设置稳固护栏。老年人在舒适安全的环境中欣赏大瑶山独特的自然风光，呼吸富含氧分子和负离子的新鲜空气。

（三）沿河景观带增设健身步道

步道集综合照明、绿化、娱乐健身设施于一体。按适老化要求，步道高于车行道，设置高护栏，每 100 米范围内设有步行桥、石凳、观景平台。每天吸引众多社区老年人到这里吹拉弹唱，安享晚年。

通过以上一系列充满瑶文化元素，符合人性化、适老化的改造，社区实现了"出门即是美景，10 分钟路程内就医、购物、娱乐休闲服务全覆盖"目标。社区内外，俨然一幅绝美的山水瑶城画卷：金秀河穿城而过，蜿蜒流淌。以河为轴，景美人和的画面渐次打开，美不胜收。

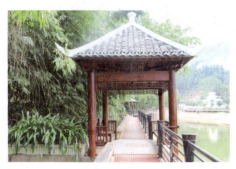

环香草湖 3 公里健身步道观景平台

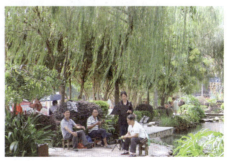

社区老年人在沿金秀河景观带内
吹拉弹唱，乐享晚年

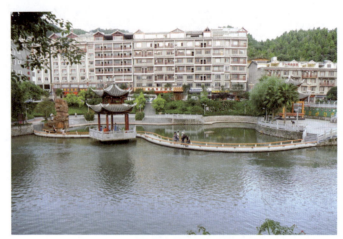

民乐社区出门即是美景

社区老年人赵爷爷说："环境越来越好，出门就是美景，我要活到百年，享福气。"出行、散步、赏景，成为社区老年人的生活日常。据统计，2021年社区老年人每天出行散步人次达500人次以上，比2019年提升近30%。

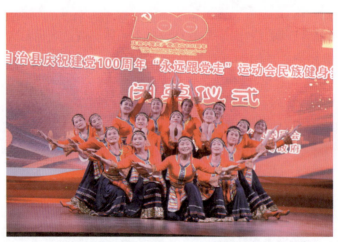

社区老年人在民族广场参加庆祝建党100周年文艺表演

有了健康的身体和友好的环境，老年人的晚年生活越来越充实了！民乐社区的老年人真切感受到"五老"需求的满足和"夕阳红"的灿烂。他们自发成立了瑶之恋舞蹈队、吉冬诺文艺队、老年欢乐队。新春文艺晚会、"七一"百年党庆晚会、创建国家和自治区文明城市等节庆活动上经常闪现他们的身影，通过富有民族特色的歌舞，抒发晚年的美好生活。

专家点评 -->

　　广西来宾市金秀县金秀镇民乐社区是坐落于大瑶山深处,以瑶族人口居多的城镇社区,具有社区面积大(约占整个县城的一半)、人口众多、自然资源丰富、生态环境优美等特点。但同时,社区所处的金秀县作为刚刚脱贫的国家级贫困县,也面临高龄及独居老年人多、政府财力有限、居民收入较低等困难。民乐社区在为老服务的道路上困难重重。据调查,居住于社区的老年人普遍缺乏预防保健和健康管理意识,社区及周边为老服务设施匮乏,安全隐患较多,这些问题不利于社区健康养老,也一直困扰着当地政府和社区干部。民乐社区在创建全国示范性老年友好型社区过程中直面困难,结合本地实际,充分发挥瑶医药瑶山水独特优势,按照送医、送药、送健康和把适老化改造融入景观建设全过程的工作思路,积极探索具有大瑶山民族特色的敬老爱老模式,满足了少数民族地区老年人多样化养老服务的需求,实现了为老服务效益的最大化,得到了社区老年人的普遍认可,有效提升了老年人的满意度、感受度和获得感。该案例紧盯积极老龄观、健康老龄化工作要求,紧贴老年人需求,通过鲜活的事例、生动的语言,讲好了老年友好型社区的动人故事,为我国少数民族地区充分依托本地资源,开展社区为老服务工作提供了可复制、可推广的成功经验。

(点评专家:上海市健康促进中心副主任医师　金伟
　　　　　山东省疾病预防控制中心主任医师　孙桐
　　　　　中国健康教育中心副研究员　侯晓辉)

建设无障碍社区　共享现代化发展

海南省海口市美兰区海甸街道新安社区

新安社区位于海口市美兰区海甸街道,辖区面积 0.82 平方公里,居民 5 247 户,60 岁以上老年人 2 143 人,占社区总人口数的 11.3%。新安社区针对老年人生活中存在的核心诉求,提出了以"无障碍"为思路,从信息无障碍、文化无障碍、居住无障碍三大需求出发建设老年友好型社区,让老年人也能享受到我国现代化发展成果。信息无障碍方面,社区通过组织"科技生活""玩转智能""智慧康养"系列活动,让老年人会用、爱用智能设备,共享数字时代便利;文化无障碍方面,社区形成从节日活动、体育活动到特色活动的文娱活动体系,实现精神文化的共享;居住无障碍方面,社区建立多个创新机制,将居住无障碍扩大到整个社区,实现硬件设施和生态环境两手抓,极大提升了老年人生活质量。

一、信息无障碍——弥合数字鸿沟,促进科技共享

新安社区以《国务院办公厅印发关于切实解决老年人运用智能技术困难实施方案的通知》(国办发〔2020〕45 号)为指导,积极组织"科技生活"学习、"玩转智能"培训、"智慧康养"上门服务等活动,帮助老年人学习使用智能手机及重要的生活软件,并提供"智慧康养"等特色服务,让社区老年人享受到数字时代便利。

(一)"科技生活"学习活动

新安社区针对老年人交通出行、就医服务、日常消费、政务办事等高频事项,以"科技生活"为主题,针对辖区老年人开展了形式多样的智能手机学习活动。具体活动中,社区工作人员为老年人详细讲解、耐心演示高频软件的手机操作步骤,如在"椰城市民云"预约挂号、申报健康码等,这些活动极大地提

升了老年人的生活便利度。

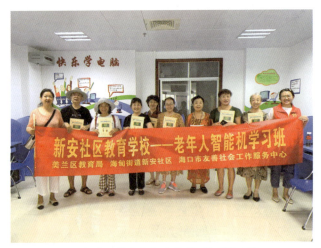

新安社区举办老年人智能手机学习班

（二）"玩转智能" 培训活动

支持线上办理事务的本意是简化办事程序，节省办事时间。但在具体落实中，老年人往往不会使用智能设备进行线上操作，比如线上申领老年优待证和申办高龄长寿补贴一直都是社区老年人的头等难事，为彻底解决该问题，新安社区组织了"玩转智能"等专项培训活动。在教授老年人线上办理事务的操作方法时，社区工作人员"手把手"教学，细心解答老年人提出的问题，经过培训的老年人均能顺利"毕业"。

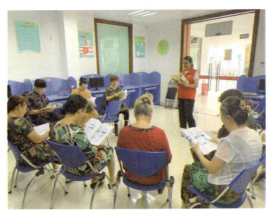

老年人"玩转智能"专项培训活动

（三）"智慧康养" 上门服务

康养服务是老年人的核心需求之一，但以往都需要老年人走出家门，对于很多行动不便的老年人来说是极大的风险和负担。为此，新安社区开展

"智慧康养"上门服务,为社区老年人提供了更便捷智能的健康监测和健康管理服务。社区工作人员和志愿者针对重点人群,带上智慧康养设备,免费上门提供送诊医疗服务,进行各类身体检查。

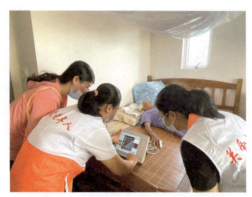

为社区老年人提供"智慧康养"上门服务

二、文化无障碍——丰富文娱活动,促进精神共享

新安社区有大量老年人的子女等后辈不在身边,不便出远门的他们生活圈子极为局限,生活内容也极为简单枯燥。对此,新安社区积极组织各类节日

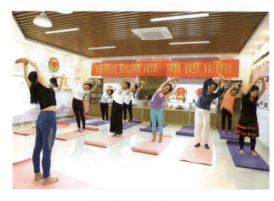

瑜伽培训班教学现场

活动、体育活动以及本地特色活动,并创建供老年人学习、健身的场所。目前,社区有学习团队 24 支、文体活动队伍 18 支及各种兴趣小组,并设有社区活动室 26 个。仅 2021 年,新安社区开展 398 次文体活动,让社区真正成为老年人的安乐窝。

(一) 节日活动

每逢春节、元宵节、中秋节、重阳节以及教师节等节日,新安社区会组织各种活动,吸引老年人参与。比如,2021 年教师节之际,新安社区新时代文明实践站开展"用最美插花·向老师献礼"创意插花活动,邀请辖区在职教师、退休老教师欢聚一堂共庆教师节,活动现场还邀请了海南省插花花艺协会会长为教师们讲解插花技艺。

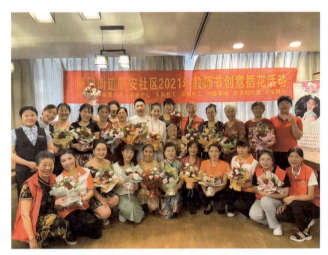

教师节"用最美插花·向老师献礼"活动现场

（二）体育活动

新安社区根据社区老年人喜爱运动的调查结果和身体情况,设计了一批适宜老年人参与的体育活动项目。比如,在社区公共场所设立象棋桌台,每天都有社区老年人使用。同时,社区也举办象棋类比赛,如2021年"以棋会友·乐在棋中"象棋大赛,趣味十足,不仅增进了棋友间的交流,也吸引了大量非棋友的参与。

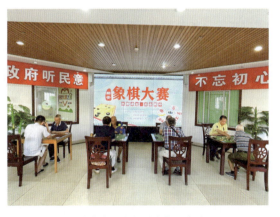

"以棋会友·乐在棋中"比赛现场

（三）特色活动

除了常规的节日活动和体育活动,新安社区基于海南本地传统文化节日和现代特色文化项目,打造了一些富有新意的主题特色活动。新安社区新时代文明实践站开展"美在指尖·麻绳艺术"创意手工主题活动,教老年人用彩绳编织五彩粽子。老年人一边向社区工作人员询问制作方法,一边动手操作,大家互相学习,边制作边聊天,活动现场气氛融洽而热烈。

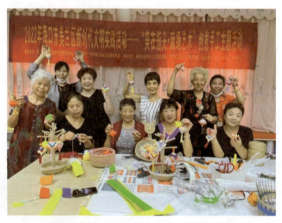

"美在指尖·麻绳艺术"手工活动现场

三、居住无障碍——建设适老环境,促进生活共享

新安社区基于"社区是最大的家"理念,将居住无障碍建设范围扩大到整个社区,实现从家庭核心居住区到社区全域生活区、硬件设施改造到生态环境改善的双重转变。社区创新无障碍建设参与方式,鼓励各类相关主体参与无障碍建设,积极开展家庭环境适老化改造、生态环境适老化提升、公共设施适老化完善等工作。

(一) 家庭环境适老化改造

为推进家庭环境适老化改造工作,新安社区创新设立了社区网格"小度娘"实地调查模式。具体工作中,社区网格"小度娘"到辖区 60 岁以上低保、独居、空巢及失独老年人家中进行适老化居家无障碍改造入户测量,详细为老年人介绍工程改造和辅具改造的内容,特别是加装扶手、地面防滑以及紧急呼叫装置等与居家生活密切相关的设施加装或改造,针对老年人希望改造的特殊位置及需求,制定个性化的适老化改造方案。

（二）生态环境适老化提升

社区生态环境是提升老年人生活质量的重要内容,新安社区通过建立物业共同治理工作机制,由社区和物业统筹协调资源开展社区生态环境治理工作。在社区与物业的联合推动下,2021年年底社区已形成了一套生态环境无障碍改善举措。小区每月开展4次消杀作业,降低蚊虫密度,控制和减少蚊虫传播疾病的发生;定时清洁水景池,同时清理楼道堆放杂物等;积极响应国家号召,举办"文明健康·绿色环保"爱国卫生月活动。

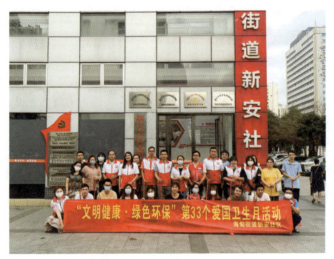

"文明健康·绿色环保"爱国卫生月活动

（三）公共设施适老化完善

加快公共设施的适老化完善有助于提升老年人出行意愿,新安社区不断完善交通、应急等基础设施,还根据老年人需求设立了长者饭堂等特色设施。社区合理规划平整安全的步行道路,人车分流,维护照明设施,设立清晰明确的标识标牌,在各小区主要出入口留有

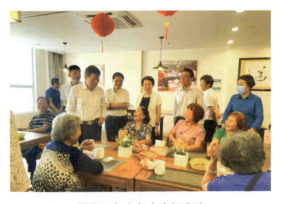

调研组与老年人亲切交谈

空地供救护车、消防车等专用车辆停放,在老年人集中活动的场所配置公共厕所。同时,社区为老年人建起了长者饭堂、日间照料中心,还开设了健身活动室以及文体活动场地,2021 年长者饭堂共计 5 620 人次用餐。

专家点评

　　新安社区以"无障碍社区"建设为核心路径建设老年友好型社区,实现现代化成果在社区老年人中的共享,这与我国"以人民为中心""共同富裕"等发展理念完全相符。具体来看有两个可供其他社区借鉴的举措:

　　一是建设总体思路上,新安社区认识到老年人作为我国现代化发展的建设者、奉献者,随着年龄增长,可能会因为学习能力下降、行动不便等原因,难以共享现代化发展成果,提出以"无障碍"为核心推进老年友好型社区建设的思路。

　　二是具体建设路径上,新安社区基于老年人的核心需求,形成"信息 - 文化 - 居住"的软硬一体化无障碍建设体系,在每个具体角度中,也有较为系统、创新、完善的发展思路,并搭配了一定的支撑机制。

（点评专家：国务院发展研究中心公共管理与人力资源研究所
研究室主任 / 研究员　冯文猛）

"贤人"队伍解难题　共建老年"幸福湾"

重庆市沙坪坝区石井坡街道中心湾社区

重庆市沙坪坝区石井坡街道中心湾社区成立于2001年,占地面积0.6平方公里,共有3 819户居民,常住人口11 200人。截至2021年年底,社区60岁以上老年人1 431人,80岁以上老年人388人,特困老年人7人,空巢老人122人。辖区老年人口多,其心理健康、文化教育、人文关怀、生活照料、康复护理等需求强烈。近年来,社区以老年人需求为工作出发点和落脚点,坚持"以人民为中心、幸福湾里人"理念,依托辖区特色社会治理品牌"特钢贤人坊",通过提供贤人义诊、贤人课堂、贤人纾解、贤人关爱和贤人互助五味"贤人茶点",不断提升老年人的幸福感、获得感、安全感。

一、"小队伍"发挥"大作用"

2005年重庆特钢厂宣告破产,曾经的厂矿社区"优越感"一落千丈为"环境脏兮兮,人心乱麻麻,秩序乱糟糟,问题成堆堆"的困境。为了走出社区管理的"窘境",2018年中心湾社区以党员和热心群众为主体,创新打造"特钢贤人坊",引导"群众管理社区,贤人服务社区",不断将曾经创造特钢辉煌的企业能人转化为参与社会治理的社区"贤人"。"贤人"队伍在中心湾社区创建老年友好型社区过程中发挥了举足轻重的作用,327位"贤人"带动社区的老年朋友把"养老"变成了"享老",更把"夕阳"变成了"朝阳"。

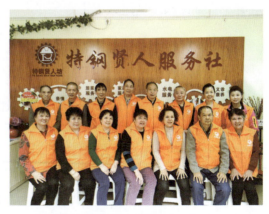

特钢贤人服务社

137

"贤人"不"闲",他们很快承担起社区公共服务、生活服务、社会服务、志愿服务的重任,不断填补社区治理的"缺口"。这些"贤人"在服务社会的同时,可以"赚取"相应的服务"积分",从社区联合100个商家一同打造的"积分商场"中兑换商品、服务以及消费,以"贤人服务积分制"激励广大辖区居民"人人争当贤人"。

"贤人"队伍中不仅有知根知底的社区老邻居,还有105名拥有专业技术能力的专业"贤人"。他们以一技之长为辖区老年人提供义诊康养、亲情陪护、居家养老、水电物业、家政服务五大类50项无偿或低偿服务,以"熟人的事情熟人帮、专业的事情专业做"为抓手,将社区为老服务与社会治理格局巧妙融合,使生活在小区里的老年朋友生活需求、安全需求、社交需求得到满足。老人们纷纷表示,虽然中心湾社区是一个老旧小区,如今却依然能够成为他们晚年生活的"幸福湾"。

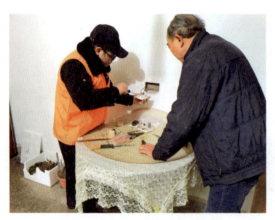

"贤人"上门为老年人维修电器

二、共建老年"幸福湾"

民间品茶流传着"甜配绿,酸配红,瓜子配乌龙"的说法。为了让社区养老更有"品质","贤人"队伍带来了贤人义诊、贤人课堂、贤人纾解、贤人关爱和贤人互助的"五味茶点",每一样都让人齿颊留香。

(一)"贤人"义诊 关注健康

公共卫生、护理、中医等专业"贤人"参与由东华医院和社区卫生服务中心组建的家庭医生服务团队,为老年人提供随访、体检、护理等健康管理。截至2021年年底,社区共服务60岁以上老年人1 500多人次;为128名65岁以上提出申请的失能老年人开展上门健康评估,为39名失能老年人提供康复护理指导,为60岁以上独居老年人提供上门巡诊等服务100余人次。

"陈老师,最近身体感觉如何?平时没事还是要多出门走动走动哟!"社区居民王阿姨有多年的专业理疗经验,自加入"贤人"队伍以来,她用自己的理疗技术,赢得了小区不少老年人的认同和点赞。其中,72岁的陈爷爷便享受了王阿姨为其提供的三年"定制"理疗服务。也正是王阿姨的坚持,陈爷爷身体一天天好转,而王阿姨不计报酬的奉献也在社区诠释了"远亲近亲不如邻里亲"的和谐关系。

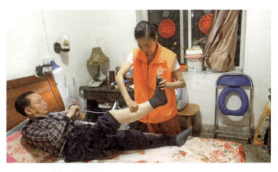

"贤人"为行动不便老年人进行理疗服务

(二)"贤人"课堂　充满趣味

社区引入"老朋友爱乐乐团""俏夕阳艺术团""晚晴合唱团"等社会资源,开办"长者学堂",丰富老年生活,提升幸福指数。在中心湾社区,还有文化艺术、手工制作、智能设备运用等20余个既接"时气"又接"地气"的趣味课堂,这些"课堂"用更多有"深度"的适老服务,打造了老年生活更多的"温度"。

76岁的唐奶奶之前出门买菜,因为不会使用二维码扫码付款,总会和商家发生一些不愉快。前段时间去医院看病,线上排号、扫码取报告、扫码支付等也让她"丈二和尚摸不着头脑"。不久前,听说有一群年轻人来培训老年人使用智能设备,唐奶奶第一时间报名参加,并现场提出了自己遇到的这些烦恼。培训后唐奶奶说:"子女上班很忙,孙子又不太有耐心,而这些年轻人手把手地教我们,就算没有完全学会,下次还可以继续让他们教。"

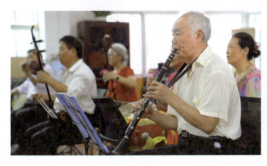

社区"老朋友爱乐乐团"专业"贤人"
开展乐器培训

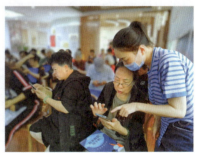

"贤人"为辖区老年人开展
"我来教您用手机"活动

像这样的特色"课堂",中心湾社区和新东方烹饪学院、贝壳德佑培训机构等9个共建单位开展合作,每年提供近45次服务。

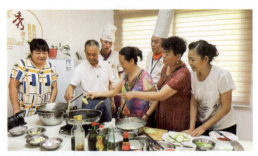

新东方烹饪学院专业"贤人"为辖区老年人
开展"秀厨艺"美食课堂

(三)"贤人"纾解 排解烦恼

专业"贤人"陈博士是一位留学海外的心理学博士,在社区办起了"陈博士心理疏导工作室",为年满60岁的老年人提供心理健康知识讲座、心理健康疏导、心理健康测评,建立心理健康档案,协助老年朋友在情绪管理和特殊问题上的处理等。5年来,陈博士为辖区400余位老年人解决了很多"思想包袱",举办心理健康知识讲座、疫情心理压力疏导等心理咨询课堂100余次,一跃成为中心湾社区的"老年之友",为老年人排解了"人到老年心有所念"的年龄烦恼。

(四)"贤人"关爱 感受温暖

中心湾社区联合养老服务中心,推出老年人洗澡、送餐、陪护等爱心助老服务项目,解决社区老年人生活难题,提升居家生活品质。

"太方便了,走几步就可以就餐,对我们这些老年人来说太好了。"社区"养老食堂"的正式运行,使小区里的"银发生活"又多了一个幸福的"落脚点"。但对于一些行动不便的老年人,即使是"家门口"的食堂,也还是不太方便。为此,中心湾社区的"贤人"邓叔叔主动承担起上门送餐的服务。73岁的何奶奶很是感动,她说:"即使不能去食堂就餐,但一个电话也能马上送餐上门,方便还很贴心。"

事实上,像这样"贤人"出手,为老年人开展"定制"服务的事还有很多。自2021年以来,"贤人"队伍为老年人提供生活服务6 000余次,38人还与辖区老年人结成定向服务对子,用实际行动解决了困扰老年生活的"小烦恼"和"不方便",用更有温度、更有质感的服务托起了老年朋友晚年"稳稳的幸福"。

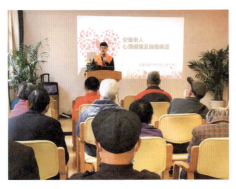

陈博士为空巢老人开展心理健康及
自我调适专题讲座

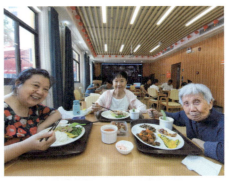

中心湾社区养老服务中心开放
"家门口"的养老食堂

（五）"贤人"互助　促进和谐

中心湾社区有个议事平台叫"居民议事苑"，主要围绕小区里的大小事务，大家共商共议。每一次事情的商议，辖区"贤人"都会为每一个居民进行解释说明，69岁的"贤人"彭爷爷便是其中一位，为了让议事活动真正能解决问题，达成协商一致，每一次活动前，他都会上门征求居民的意见，对一些老年人更是会耐心解释，并帮助他们提意见、整理意见。

通过"贤人"的帮助和积极带动，社区每一次"议事"都能高质量完成，特别是涉及老年群体的事项，大家不仅变得能提建议，而且还提得很专业。这种从口头建议变成如今看得见摸得着的幸福感，让老年人发现自己在社区建设中也能建言献策，在关键时候也能有"话语权"。

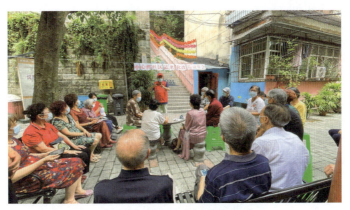

"贤人"召开适老化改造议事会

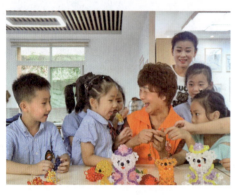

余奶奶教孩子们制作手工

71岁余奶奶加入"贤人"以来，利用自己闲暇时间，不仅教授社区儿童做手工，有时候还化身为"教师"，走进校园，组织社区一些老党员为孩子们送去红色思政课5次，讲述红岩故事，传播红色力量，为孩子们筑牢精神根基。老人们说："和孩子们在一起很开心，感觉自己都年轻了不少。"

"现在都过上了好日子，晚年生活也要丰富多彩。"76岁的周奶奶在社区组建了一支60人的"坝坝舞"队，通过自学后带动小区居民在公共广场上用舞蹈展示当下的美好生活。

专家点评

"熟人的事情熟人帮、专业的事情专人做"，重庆市石井坡街道中心湾社区通过对辖区社会治理品牌"特钢贤人坊"的拓展，将社区养老服务与社会治理进行了深度融合。"贤人"队伍在契合养老需求服务的同时，也让老年人实现了自己的社会价值，推动了养老事业多元化、多样化发展。在中心湾社区创建老年友好型社区的过程中，"贤人"队伍注入动力和活力，一个老旧厂矿小区，如今已成为社区老年人的"幸福湾"。正是通过中心湾社区的摸索，该养老服务模式已在石井坡街道全面推广，惠及更多的老年人。

（点评专家：清华大学老龄社会研究中心顾问／教授 何景琳）

开展"百家"品牌活动
"办活"老年友好社区

四川省眉山市青神县高台镇百家池村

高台镇百家池村位于青神县城东北，面积7.11平方公里，下辖4个村民小组，共1 114户3 291人，全村60岁以上老年人877人，占比26.6%。针对"留守老人众多、社会参与不强、基层组织弱化、服务载体单一"等问题，百家池村通过夯实村级阵地基础，引入民善养老服务中心，盘活闲置资源，建设日间照料中心，并依托村级老协组织，培育养老服务组织，形成"政府出资＋村集体自筹＋社会捐赠"养老事业发展模式。此外，百家池村举办"百家寿宴"、进行"百家评选"、弘扬"百家文化"，实现老有所乐、老有所学、老有所为、老有所依。

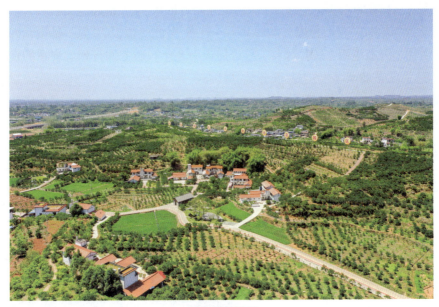

百家池村风貌

一、举办"百家寿宴",搭建老年人社会参与平台

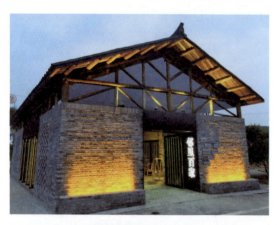

邻里百家村民活动中心

对于秉持传统观念的农村老年人来说,生日这一天是每年最重要的日子。特别是对于一些子女不在身边或没有子女的老年人,生日过得好不好,关系到老年人很长一段时间的精神状态。一场好的寿宴,表示对过去的回首和对美好未来的憧憬。百家池村依托邻里百家活动点和村级阵地,每月选定一天为全村60岁以上老年人过集体生日,其余老年人参加,增加老年人交流互动,让老年人度过有笑声、有温度、有感动的一天。

2020年4月起,百家寿宴参与人数越来越多、活动越来越丰富、名气越来越大。从村民自筹菜品到乡厨统办,服务能力也从30人提高到200余人。陆续设立"长寿墙""心愿墙",开展共唱一首歌、共吃一顿饭、共做一件事系列生日活动。公益组织"慕名而来",纷纷加入为老年人服务的行列。现在的百家寿宴,有文艺团队、公益志愿服务队等社会各界的参与,让百家寿宴"火出村",表演队不仅来自本村、邻村,还有来自青神县城、眉山城区。原本试着做的活动,变成了独具百家池村特色的"新民俗"。即使在疫情最为严重的时候,村委会也通过"上门办宴"的分散形式,将笑声和温暖延续下去。

百岁老人罗奶奶是百家寿宴的"铁杆粉丝",只要身体允许,每次活动她一定到现场。百家池村4组89岁的周爷爷说:"寿宴办得好,我活这么久从来没有参加过这样的活动,老伙伴、老亲戚一起吃饭、看演出,我们自家办不出这样高兴的活

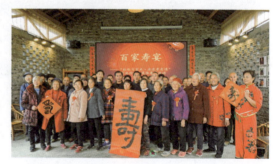

"粒粒百家米·浓浓孝老情"主题寿宴

动！"一些没有子女的孤寡老人,经常在百家寿宴上留下感动的眼泪。

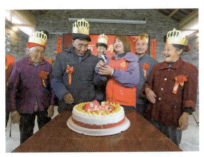

邻里百家集体寿宴

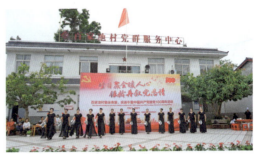

集体寿宴庆祝中国共产党成立 100 周年

二、开展"百家评选",推动孝老敬亲蔚然成风

村党组织每月牵头"百家评选",组织村民评选孝老敬亲等村级明星,一株盆栽、一个洗脸盆、一条毛巾等奖品虽然普通,但村民们看重的是这份荣誉。同时设立"红脸墙",对不赡养老年人且屡教不改者,纳入诚信黑名单。获得好评的村民,会在每月百家寿宴上公开领奖。看到平时孝敬自己的子女上台领奖,老人们更加快乐。百家池村党委书记刘书记说:"通过评选,孝老敬亲家庭在全村居民中起到榜样和表率作用,为老年友好型社区建设营造了浓厚的氛围。"有了这个评选,很多常年在外不回家的子女,也会经常回家尽孝道,有些子女众多、不孝敬老年人、彼此推诿的家庭,也变了样。村里不断涌现孝老敬亲的典型,百家池村 1 组的王阿姨已经 60 多岁,长年照顾孝敬 93 岁的婆婆,是"百家评选"的表彰对象,她的事迹被多家媒体报道,成为村中佳话。

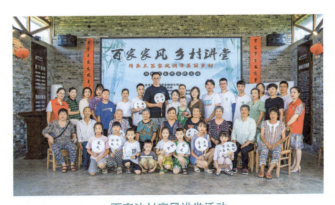

百家池村家风讲堂活动

三、弘扬"百家文化",打造基层治理生力军

在"百家寿宴"和"百家评选"的推动下,村里老年人开始有意识地传承文明乡风,"百家文化"氛围逐渐浓厚,推进了社区共建共享共治。百家池村先后组建广场舞队、文艺演出队 4 支,在端午节、重阳节等传统节日开展文化活动,筹办"迎冬至·包饺子""粒粒百家米·浓浓孝老情"等传统节日美食活动 30 余次,紧急救援和专业理疗能力培训 270 余人次,"变废为宝"等活动参与人数 180 人次。村里的"何木匠"捐出大量昔日作品,作为村史馆的藏品。陈爷爷靠着长期的文化积累,成为村史讲述者,赋予村里的一草一木历史内涵,村史馆里面的老物件,在他的讲述下充满了精彩的故事。他说:"百家池村的历史源远流长,我们这一辈,要把祖先筚路蓝缕的气概传承下去。"老年人纷纷发挥自身特长,协助村里建成邻里百家村史馆,并捐献老照片、老物件等 100 余件,共同参与村庄发展。

百家池村针对老年人养老、出行、健康、环境、幸福、情感等问题充分调研,探索形成"以老养老、邻里互助"服务模式,将具有一定劳动力的老年人从"被服务者"转变为"服务者"。志愿服务队年龄最小的 55 岁,年龄最大的 72 岁,对失能及半失能老年人每周服务 1 次,对 80 岁以上老年人每月至少服务 1 次。养老志愿服务队和党员志愿服务队,开展网格化上门服务。周奶奶说:"他们帮我们剪指甲、打扫屋子,像亲人一样照顾我们。"

依托"邻里百家",搭建村民参与村民自治和社会治理的发声平台,调动居家老年人参与乡村治理的积极性。"五老人员"围绕乡村振兴、疫情防控等工作建言献策,引导本地乡贤、基层老党员、退休老干部等 40 余人协商讨论粮食、柑橘、蔬菜等产业发展规划,修改完善村规民约 6 条,调解民事纠纷 26 起,有了民主参与的文化氛围,实现邻里守望相助、村里抱团发展。

百家池的先民顺岷江而下,在百家池落脚,筚路蓝缕的创新精神让村庄不断发展。未来,深受百家池村老年群众喜爱的"百家寿宴""百家评比""百家文化"将继续完善,并引入专业团队,进一步优化活动,惠及广大老年人。

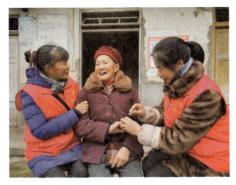
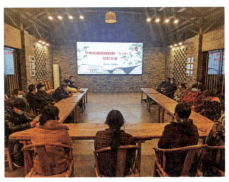

老年志愿服务队开展居家养老服务　　　村民参与柑橘产业发展议事分红大会

专家点评

　　青神县百家池村因地制宜夯实村级阵地建设，引入社会养老服务机构，盘活闲置资源，依托村级老协组织，培育养老服务组织，构建了"政府出资＋村集体自筹＋社会捐赠"模式。创建工作中开展的"百家文化""百家寿宴""百家评选"等系列活动也将社区服务和治理触角延伸至村民家庭最小单元，邻里关系改善，为创建工作营造了良好氛围。百家池村建设的富有特色的百家邻里中心作为村民自治和社区治理的发声平台，也激发了居家老年人参与乡村治理的主动性和积极性，促进了民事民议、民事民办、民事民管，实现邻里守望相助、村里抱团发展。将老年友好型社区创建工作融入当地基础产业发展和村落典范样板建设，使居民充分享受到了创建成果，为创建工作提供了新的思路。

（点评专家：四川省疾病预防控制中心主任技师　刘兆炜）

情暖桑榆映晚霞　梵净山下夕阳红

贵州省铜仁市江口县凯德街道梵瑞社区

梵瑞社区位于江口县城西 10 公里,隶属凯德街道办事处管辖,是江口县实施脱贫攻坚"五个一批"工程以来建成的全县最大的易地扶贫搬迁安置点,于 2018 年 7 月 1 日成立,有搬迁群众 2 363 户 10 185 人(其中建档立卡户 1 751 户 7 862 人)。60 岁以上老年人 1 385 人,其中 60~79 岁老年人 1 165 人、80 岁及以上老年人 220 人,空巢独居老人 202 人、失智老人 13 人、失能老人 79 人。

社区里的老年人来自四面八方,大多数身体素质偏差、相互缺乏交流、个性问题较多,由于多数年轻人外出打工,导致社区里"事实空巢老人"较多。为让搬迁老人更好融入城区生活,安度晚年,凯德街道梵瑞社区贯彻落实省委、省政府易地扶贫搬迁后续扶持"五个体系"建设工作总体目标关于关爱、服务好老年人的相关文件精神要求,以"大手牵小手""小手牵大手""朝阳夕阳"等主题活动为载体,有效提升社区老年人的获得感、幸福感和安全感,真正实现老年人"老有所养、老有所为、老有所依、老有所乐、老有所学"。

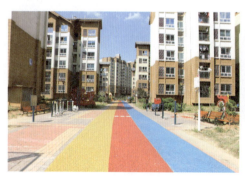
梵瑞社区彩虹家园康养大道

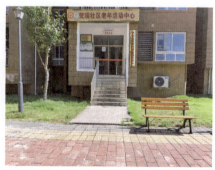
社区老年活动中心

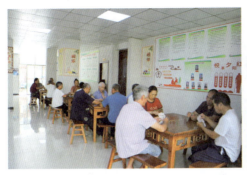

老有所乐

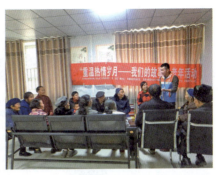

举办重温热情岁月活动

一、创新慢性病"五 +N"服务模式，让老年人过上幸福晚年

江口县探索 60 岁以上老年人慢性病"五 +N"基本药物全额保障网格化管理团队化服务模式，以糖尿病、高血压、肺结核、重型精神病、关节炎五种慢性病患者为重点，实行全额保障免费服务。梵瑞社区落实江口县慢性病"五 +N"服务模式，积极发挥基层作用，以慢性病防控为突破口，做好老年人服务工作。

(一) 组建网格管理队伍

梵瑞社区建立社区、楼栋老年人慢性病网格化管理、团队化服务模式，在网格总组长的统筹协调下组建慢性病网格化管理指导专家组，并通过双向选择方式，确定服务网格，全部录入系统管理，实施"一对一"健康管理。

(二) 实施精准服务

梵瑞社区配合县级医院、乡镇卫生院公共卫生人员和村卫生室人员组成包村包片团队，对辖区内慢性病患者实行包片筛查、包片建档、包片落实诊疗的"三包"规范化管理，实现慢性病患者执行管理措施"四下沉"，即慢性病药品下沉、慢性病专科技术指导下沉、特殊治疗(个性化)方案下沉、跟踪服务管理下沉。截至 2021 年年底，社区老年人慢性病规范化管理率由 2020 年的75% 逐步提高 96.2%，包村包片团队在网格内发挥了桥梁纽带作用。

(三) 实施费用减免

梵瑞社区实现了网格化服务团队与老年慢性病患者医药报销服务

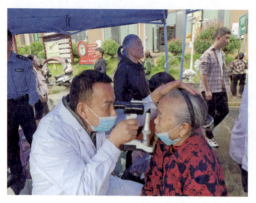

为社区老年人检查眼睛

的全覆盖,医保门诊报销70%,国家基本药物保障匹配20%,县级财政统筹解决10%。截至2021年年底,社区有60岁以上高血压患者560人、糖尿病患者65人、重型精神病患者2人、关节炎患者48人,2021年为患者治疗近700人次,减免费用共计39 992.00元。

二、打造"微田园",让老年人留住故乡情缘

梵瑞社区成立以来,社区党委始终把社区老年人的需求和幸福生活作为工作的出发点,加强对搬迁老年人"故土难离"的情绪疏导,通过盘活辖区闲置土地,打造搬迁群众"微田园",切实解决老年人"故土难离、土地难舍、农活难放"的乡土情怀。梵瑞社区打造"微田园"后,共占用地33 300多平方米,通过平均划分的方式,分给1 644户搬迁老年群众,确保有需求的搬迁户每户至少分配到15平方米,维系了搬迁老年人对土地的依恋。"微田园"成为搬迁老年人留住乡愁的"暖心田",满足搬迁老年人适度劳动的需求,切实提高搬迁老年人的幸福指数。

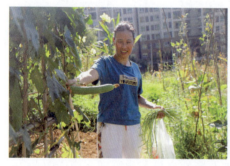

社区居民到"微田园"采摘新鲜蔬菜

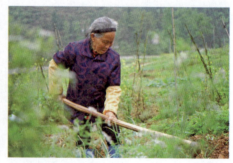

社区老年人熊奶奶清晨管理"微田园"

在梵瑞社区"微田园"里,一块块分割明确的"微田园"格外惹眼,辣椒、茄子、小葱、四季豆等应季蔬菜长势喜人。"搬迁到梵瑞社区来,年迈的父母一直担心没有机会下地耕种,吃不上自家种的菜了,自从分到了社区给的'微田

园',现在家里的 2 位老人完全打消了顾虑,把自家的菜园子清理得干干净净,种的蔬菜五花八门。"搬迁户王阿姨乐呵呵地说道。

三、开设"老年学校",让老年人与社会接轨

为丰富老年人的精神文化生活,梵瑞社区党委统筹各类社会资源,根据社区老年人年龄、文化结构、生理特征和活动特点,开办了老年学校,以不定期集中宣讲、专题讲座、红色教育等形式,满足老年人学习沟通的需要,通过老年学校搭建交流沟通平台,了解老年人心事,让老年人之间、老年人与社区干部之间畅通交流。截至 2021 年年底,老年学校开课 15 次,"上门送教活动"120 余次、"九九重阳敬老活动"3 次、"关爱夕阳红活动"8 次、江口老年学校"五老"(老战士、老专家、老教师、老模范、老干部)带头宣讲党的十九届六中全会和红色教育宣讲 5 次。

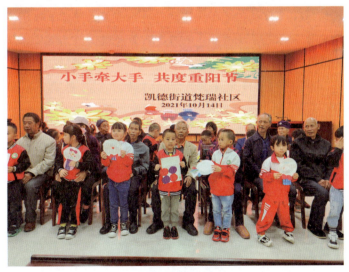

开展重阳节活动

"现在去很多地方都需要用手机扫码,用手机优惠券买菜,但是我不怎么会用智能手机,孩子不在身边,干什么都不方便……"了解到老年人对智能手机的学习需求,老年学校组织了专项学习,推动老年群体在数字时代"心有所安",助力填平"数字鸿沟",让老年人更好地融入数字生活。现在老年人可以使用智能手机与子女视频联系,社区干部通过智能手机实现与老年人"一日两

见面"、开展防止电信诈骗宣传教育。老年人说"以后养老认证可以自己认证了,再不麻烦年轻人了"。

　　三年来,社区收集群众"小心愿"400 余条,并把这些"小心愿"作为社区服务工作导向,搭建了 500 平方米的红白喜事场、按照 30 米标准完善了小区路灯、建设小区公厕 3 个、增设户外休闲椅 120 个等,既满足了老年人的需求,也使社区干部赢得了老年人的信赖。老年学校组建了宣传队、文艺表演队、广场舞娱乐队等社区文化队伍,并整合社区新时代文明实践站、康复中心、老年人活动室等便民场馆,科学合理打造老年人既可学习、又可娱乐的综合服务场所。

专家点评

　　贵州省铜仁市江口县梵瑞社区是易地扶贫搬迁安置点小区,在县卫生健康局的支持和指导下,结合小区老年人的特点,整合各方资源,建设老年友好型社区。为社区老年人提供免费的健康服务,并对 5 种慢性病给予免费治疗。为老年人提供"微田园",解决其日常劳动的需求,满足了从贫困山区搬迁到县城的老年人对土地的依恋。开办老年学校,为老年人填平"数字鸿沟",搭建沟通平台,融洽老年人之间、社区干部与老年人之间的联系,使老年人不再孤寂,重新融入社会。

（点评专家：贵州省疾病预防控制中心主任医师　周萌雯）

为老微服务　织好幸福网

云南省昆明市安宁市金方街道新村社区

新村社区隶属于云南省昆明市安宁市金方街道,辖区面积 3.21 平方公里,下辖 10 个居民小组,共 6 333 户 13 574 人,60 岁以上老年人 3 516 人,占总人口的 26%。其中,空巢、独居、高龄、失独、患病老年人 1 309 人,超过了老年人总数的三分之一。为老服务是社区工作的重点之一。

新村社区前身为昆明钢铁控股有限公司退休管理站,2008 年正式命名为新村社区。经过十多年的建设,新村社区从"居住人口多、困难群众多、矛盾纠纷多、群众诉求多、老旧小区多、老龄人口多""环境脏、治安乱、服务差、管理弱、党群散、设施缺"的"六多""六难"社区,发展成为环境优美舒心、生活方便称心、文化娱乐开心、秩序井然安心的老年人宜居社区,荣获国家级荣誉 11 项、省级荣誉 16 项、市级荣誉 43 项。社区党委坚持融合"微力量"、实施"微改造"、开展"微服务",于 2021 年成功创建全国示范性老年友好型社区,为全面开展和落实老年友好型社区创建提供了可供借鉴的经验。

一、融合"微力量",激发志愿服务"大能量"

(一) 建立并发展志愿者队伍

新村社区的志愿者队伍始建于 2007 年。当年,社区通过走访调研发现,有相当比例的社区老年人存在各种生活困难,而成立志愿者队伍是有效凝聚发挥社区有限的资源、解决社区老年人困难的有效途径。志愿者与社区内孤残、空巢、久病、失能的老年人建立结对帮扶,有"一帮一""二帮一"甚至"三帮一",也就是三名志愿者帮助一位或一户老年人,并逐渐形成"五个一"的规范化帮扶行动,包括一日问候、一周关怀、一月帮扶、一季度回家、一年祝福。

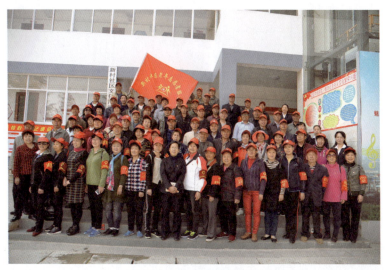

新村社区老年志愿者服务队

最初的志愿者团队仅由 30 名老党员组成,通过党员带骨干、骨干带群众,志愿者队伍的口碑在社区传扬,吸引更多有情怀、有能力的居民加入志愿队伍。截至 2021 年年底,团队人数已发展至 1 923 人,年龄从 7 岁至 80 岁,只要有需要,居民就会穿上红马甲"秒变"志愿者,为社区群众提供优质服务。

志愿者的热诚服务,让社区老年人深感温暖、安心。独居的包阿姨夜间摔倒,由志愿者深夜送诊;李爷爷受到志愿者长期帮助,如今正备考健康管理师,想回报社会,服务更多人;失去独生子的陈爷爷常欣慰地说"晚年失独子,亲人常满屋""少了一个儿子,多了一堆孩子"。

(二) 建立完善志愿者激励和考核制度

社区通过长期探索和实践,建立和完善了《新村社区志愿者考核与激励制度》,根据志愿服务的类型和时长细化积分制度,积分可在"爱心超市"兑换日用品,在"爱心银行"得到精神回馈和服务回馈。通过推行志愿者服务"积分制",激发广大志愿者参与志愿服务的热情,保证志愿服务的质量,推进志愿服务的可持续发展。每半年对志愿者进行一次考核,综合服务对象的反馈和工作人员的评价,对志愿者进行考核、星级认定和奖章授予。考核结果与激励制度挂钩,不同星级的志愿者将得到相应的奖励。

"现在,我们社区志愿服务已经成为社区居民的一种时尚。"志愿者金阿姨这样说道,"周围好多朋友都参与了志愿服务。"新村社区已从最初的有事无人管,变成了有事人人管、有事天天管,志愿服务的足迹遍布社区卫生、帮残扶困、扶老敬老等各个领域,通过融合"微力量",激发了志愿服务的"大能量"。

二、实施"微改造",推动社区环境"大提升"

(一) 实施城市"微改造"项目

新村社区采用政府街道出一点、社区筹一点、包保单位出一点、社会力量出一点的"四个一点"模式,整合各方资源,因地制宜开展老旧社区改造,建成口袋公园 6 个、居民休闲亭 25 个、标准化公厕 7 座、户外洗手台 5 个、文体广场 11 个、人行道安全桩 470 个,有效补齐了设施缺的短板,社区居住环境的舒适度日益改善。"微改造"工程占地少,在街道、楼宇中就可以开辟出休闲娱乐场所,并设置健身步道、羽毛球场地、门球场地等健身设施,深受老年人欢迎。

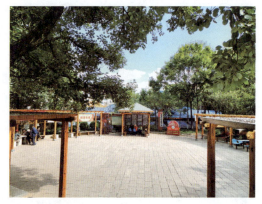

助老文化主题公园

(二) 开展环境卫生整治活动

新村社区采用"一核四联"的工作机制,开展环境卫生整治活动。"一核"即以党委为核心;"四联"即党建活动联抓、民生实事联办、治理难题联解、志愿服务联动。新村社区联合辖区 38 家共建单位,每周开展"周五卫生大扫除"活动,每月开展"月扫"行动和"万人大扫除"活动,每年累计发动志愿者 3 000 余人次清理卫生死角、铲除非法小广告、整治黑臭水体,为居民营造干净舒适的生活环境。

三、开展"微服务",撬动社区养老"大民生"

(一) 优化"15分钟养老服务圈"

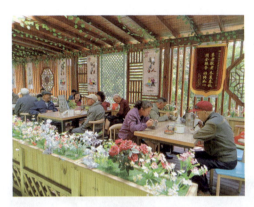

幸福食堂提供用餐服务

新村社区正逐步构建起"一室一所两中心"的"15分钟养老服务圈",包括社区老年人活动室、社区日托所、居家养老服务中心和卫生服务中心,为老年人提供生活照料、助餐送餐、医疗健康、法律咨询援助等24项服务。社区老年人活动室设置有多媒体教室、非遗文化室、棋牌室、书画室、阅览室等,供老年人进行书法、绘画、阅读、编织等日常活动,每月举办社区老年课堂,丰富老年人精神文化生活。到2021年年底,社区老年课堂已开设太极拳、国标舞、声乐、书法等8门课程,学员达380余名。社区卫生服务中心定期联合安宁市第一人民医院等医疗机构为老年人提供健康教育讲座和义诊。

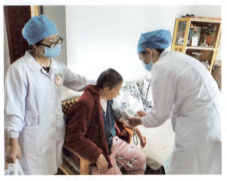

家庭医生上门健康评估及义诊

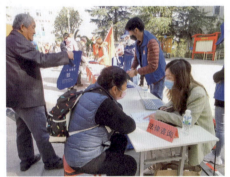

为老年人提供法律咨询服务

(二) 细化养老服务内容和形式

新村社区积极探索"社区志愿者无偿＋政府购买服务＋居家养老服务人

员低偿上门服务"模式,建立老年人家庭、健康、联系人"三个档案",细化"菜单式"服务项目,针对老年人实际需求提供精细化优质服务。"菜单式"服务内容包括助餐、助洁、助浴、助行、助急、助难、精神慰藉等,服务方式包括送养、送教、送健康、送保障、送文化、送平安、送关怀、送温情、送环保、送和谐。在提供养老服务时,社区特别关注老年人个性化需求,服务项目多种多样,例如为李奶奶和陈爷爷拍摄婚纱照,帮助失能的李爷爷办理"长护险"、购买智能手机、联系专业人员安装净水器等。自 2008 年开展服务以来,已为辖区老年人提供个体化帮扶服务 1 052 次。

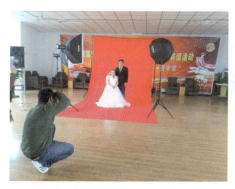

帮助实现微心愿——拍摄婚纱照

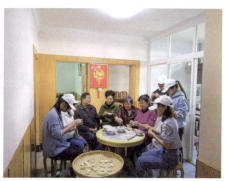

陪失独老人过冬至

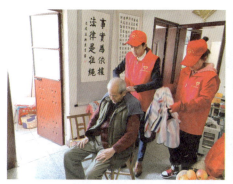

入户为行动不便老年人开展"爱心理发"

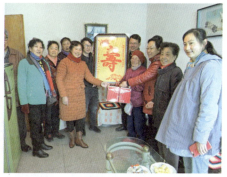

为百岁老人贺寿

(三) 提升养老服务水平

新村社区为老年人开设茶艺师、营养师、健康管理师等专业技能培训,满足老年人在事业上的追求,丰富老年人的精神文化需求,截至 2021 年年底,共有26名老年人参与专业技能培训。社区于2012年成立了以老年人文体团队为主的文化沟通协会,至2021年共有舞蹈、气功、广场舞、气排球、象棋、合唱、声乐、国标舞、诗书画、太极拳、健身操等文体团队24支500余人。每年重阳节、春节、中秋节、国庆节等节日,社区都会举办丰富的活动,如老年人健康知识讲座、健康慢跑、老年人趣味运动会等。2021年启动"新村社区老年文化艺术节",为老年人搭建交往、交流的平台和展示老年人风采的舞台。

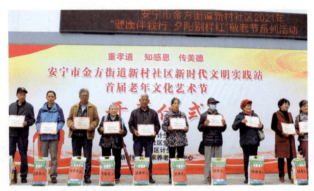

"老年文化艺术节"健康老年人评选

专家点评

　　新村社区老年友好型社区创建的典型案例有一个独特的标题,说的是"微服务"和"幸福网",它是在15分钟服务圈的"微环境"里为居民提供的不可缺少的、细小琐碎的服务,也可以说是"以微见著","微"就是"微服务","著"就是"幸福网"。老年人的社会参与是践行积极老龄观的具体行动,也是老年友好的直接体现。新村社区在这方面很有特点,他们拥有一支历史悠久、覆盖广泛的主要由老年党员和老年居民组成的志愿者队伍,并通过培训、考核、激励提高志愿者队伍的社会参与水平,提供规范化、制度化的"五个一"服务。社区开展的健康促进、环境优化、菜单服务、文化活动等也精彩纷呈,具有渗透力,使老年居民如鱼得水、如沐春风,社区工作也保持了与时俱进的活力。

（点评专家：原国家人口计生委国际合作司巡视员兼副司长　汝小美）

创建老年友好型社区　增强老年人幸福感

西藏自治区拉萨市城关区八廓街道鲁固社区

敬老爱老,善德之始。鲁固社区现有 60 岁以上老年人 311 人,其中户籍人口 298 人、常住流动人口 13 人。长期以来,社区十分重视养老服务体系建设,始终把做好为老服务工作和发展老龄事业作为维护社会稳定和家庭和睦的一项重要工作来抓,成立了志愿服务队和社区养老服务驿站,坚持亲情化服务,为社区老年人创建幸福之家。2020 年,鲁固社区居委会荣获全国"敬老文明号"荣誉称号,2021 年 11 月被国家卫生健康委、全国老龄办评为"全国示范性老年友好型社区"。

一、志愿服务,给孤寡老人暖心陪伴

鲁固社区共有 120 余位 70 岁以上的高龄老人,为了让孤寡老人更加感受到社会的温暖,社区借助 8 支志愿服务队(党员志愿服务队、青年志愿服务队、新时代文明实践站志愿服务队、文化文艺服务志愿服务队、医疗志愿服务队、扶贫帮困志愿服务队、医疗健身志愿服务队、理论政策志愿服务队)对 4 户 4 位孤寡老人开展入户关爱帮扶志愿服务活动,每天上门看望及送午餐、打扫卫生、整理家务等,让老年人切切实实感受到社区大集体的温馨。特别是鲁固路 1 号(罗增坚赞居民大院)的 76 岁孤寡老人仓木啦,仓木啦一家曾被评为民族团结家庭,她和老伴被评为模范夫妻。七年前老伴过世后,社区居委会考虑到仓木啦一个人生活,特意安排居住在同一大院的志愿者照顾她,为她申请了城市居民最低生活保障金,并提供日间照料、精神慰藉、助餐、保健康复等多项助老服务。每逢过年过节居委会还会去家中看望慰问,虽然无儿无女,但她时刻都能感受到社区大家庭的温暖。

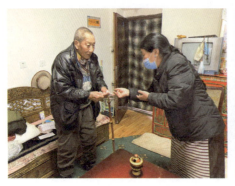
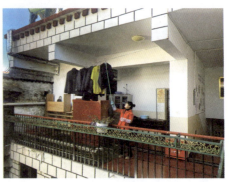

每月为孤寡老人送生活费　　　　　　　　　为孤寡老人清洗衣物

二、设立居家养老服务驿站，为老年人提供零距离养老助老服务

以前一提起老城区，许多人都会想到基础设施差、出行不便、没有社区休闲娱乐场所等。但现在的老城区发生了翻天覆地的变化，为让辖区老年人充分享受到丰富多彩、"愉"教于乐的夕阳生活，2019年6月鲁固社区共计出资20余万元在社区内建立居家养老服务驿站，内设日间照料、精神慰藉、助餐、保健康复、文化娱乐等综合服务，为社区老年人提供零距离养老、助老服务。

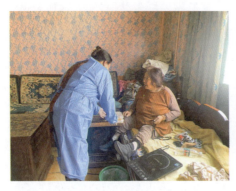
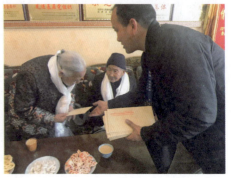

新冠肺炎疫情期间为孤寡老人每日送三餐　　　　　　年前慰问寿星老人

为了发挥居家养老服务驿站的文化养老主阵地作用，社区党总支出资5万余元添置点歌设备及舞蹈室、健身房、家庭影院，还鼓励居民创办合唱团、读书会、书法小组、舞蹈社等兴趣社团，让老年人在家门口就能健身娱乐。社

区每周四组织辖区内老年人观看他们喜爱的老电影,特别是藏语电影和红色电影,并举办文艺汇演,丰富了老年人的精神文化生活。生活过得充实、开心,也能减少老年人因为孤独感而引发的健康问题。

三、满足老年人健康养老服务需求

近年来,鲁固社区以解决居家老年人日常生活困难、提高老年人生活品质为出发点,不断规范为老服务工作,建立以社区为依托、专业化的为老服务体系,基本实现老有所养、老有所医。

社区依托辖区危房改造加大投入力度,拓展养老服务功能,探索推进"医养结合"服务模式,不断满足辖区老年群体健康养老服务需求,不仅有专门的工作人员帮老年人测血压、陪老年人去医院等,也有八廓街道卫生服务中心工作人员定期为老年人提供健康状况评估、体格检查、辅助检查和健康指导等健康管理服务,得到了辖区居民和社会的高度赞扬。

社区为独居、空巢、失能等特殊老年人推出个性化服务,定期入户探访慰问,并与社区卫生服务中心持续开展合作,通过家庭医生签约服务、上门巡诊等方式,解决老年人看病困难的问题。

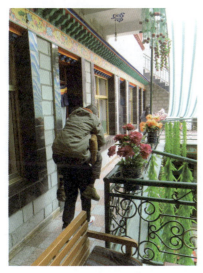

社区工作人员送老年人就医

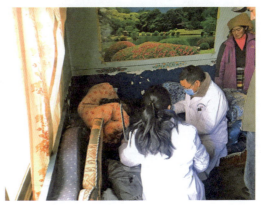

家庭医生为老年人上门服务

社区拥有"银发互助式"银龄志愿者服务队,在社区居家养老服务驿站定期开展活动。"银发互助式"银龄志愿者服务队设有社区老龄调解队、公共法律服务室、志愿者公益岗位等分支,积极为老年人开展心理疏导、居家养老、矛盾调解、宅急送、法律援助等服务。社区还积极开展健康知识讲座,并针对诈骗事件频发现象,大力推广防诈骗宣传教育,让老年人远离诈骗。

专家点评

　　老有所养,心之所向。西藏自治区拉萨市城关区八廓街道鲁固社区始终把做好为老服务工作和发展老龄事业作为维护社会稳定和家庭和睦的一项重要工作来抓,爱心帮扶志愿服务活动送去社区大家庭的关爱、居家养老服务驿站打通居家养老的"最后一公里"、"医养结合"新模式满足老年人的个性化需求、"银发互助式"银龄志愿者服务队让老年人参与社会活动更加安全。鲁固社区通过系列"组合拳"式的养老服务为社区居民创建了幸福之家。

(点评专家:浙江省疾病预防控制中心健康教育所所长/副主任医师　张雪海
　　　　　江苏省疾病预防控制中心主任医师　李小宁)

党建引领"4+"模式 共建友好幸福家园

陕西省铜川市王益区王家河街道柿树沟社区

柿树沟社区位于陕西省铜川市王益区王家河街道南段,占地0.3平方公里,下辖6个居民小区,常住居民2 330户6 656人,60岁以上老年人1 688人,占比25.4%,其中独居老人109人,空巢老人5人,失能老人20人,重残老人71人,计划生育特殊家庭4户。柿树沟社区坚持党建引领,实施"健康伴老、解忧为老、智慧助老、文化悦老"的"4+"为老服务模式,建设党群服务中心、社区卫生服务中心、老年人日间照料中心、长者之家等为老服务阵地,社区"七彩"柿树志愿服务队现有包括老年健康志愿服务小分队在内的志愿服务队伍12支1 022人,老年人书法协会等社会组织10个。

一、党建引领新模式

柿树沟社区坚持党建引领,把建好、管好、用好党群服务中心作为重要抓手,积极开展老年友好型社区创建工作,坚持从老年人最突出的就医、养老、安全、心理等问题着眼,实施"健康伴老、解忧为老、智慧助老、文化悦老"的"4+"为老服务模式,通过社区党建联席会、邻里议事会等平台,积极协调社区内社工机构、老年社会组织、志愿者团队等社会团体多元参与、共建共治,推进创建工作有效开展。

二、"4+"为老强服务

(一)健康伴老——让医养结合与健康知识进家庭,老有所医让老年人晚年生活更有保障

自2016年铜川市被确定为全国医养结合试点城市以来,全市积极开展

163

"机构＋社区＋居家"医养服务,柿树沟社区积极争取成为居家医养试点之一。通过社区卫生服务中心定期对辖区内65岁以上失能半失能老年人提供一年不少于8次的居家医养上门服务,解决了老年人看病难的烦恼,每年签约失能半失能老年人40余人,服务300余次;定期开展老年人慢性病管理、健康体检、健康知识培训讲座、各类宣传活动等,受益老年人每年达2 000余人次。独自照顾瘫痪在床丈夫多年的退休职工杨阿姨说:"现在不出门就能看病,还能学到很多护理知识,大大减轻了我的负担。"

(二) 解忧为老——解决老年人"急难愁盼"问题,不断增强老年人的幸福感和安全感

老年群体需求是大事,关乎社区的和谐稳定。柿树苑小区平房24户老年人家庭,由于特殊原因一直未通天然气,在一次走访中,居民老郭对社区党委贺书记说:"我们什么时候能用上节能环保的天然气就好了。"社区把此项工作列为为民办实事之一,多次和天然气公司沟通协调,不到两个月便将天然气安装到位,老人们感激不已,为社区送来了"情系群众 为民解忧"的锦旗。荔枝园小区门前道路多年被雨水冲刷破损、坑洼不平,群众出行特别不方便,社区多方协调,争取资金,攻坚克难把破损道路修缮成漂亮整洁的柏油路。小区老人们由衷地说:"社区这是修了一条民心路啊,方便了我们这些老年人……"。近两年,为改善提升适老环境,社区积极争取资源为老旧小区加装电梯、房屋保温层,更换上下水管道,改造线路等,为老年人解难题办实事40余件。

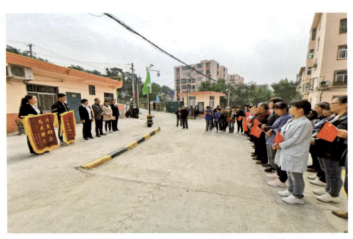

平房居民天然气开通仪式上老年人送来锦旗

(三) 智慧助老——搭建智慧化为老服务平台,提供高效便捷家门口服务

社区现有享受高龄补贴老年人939 人,由于很多老年人子女不在身边,在手机终端进行高龄复审、养老认证等成了老年人的困扰。为了解决这个难题,社区每年都会及时安排网格员和志愿者逐户走访,专程上门为有需要的老年人复审、认证。为辖区 87 名空巢孤寡老人免费发放智能应急"一键呼叫"机,并

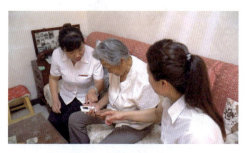

社区工作人员上门为老年人发放
"一键呼叫器"

上门讲解使用方法,网格员作为直接联系人,时常关注老年人的健康状况,及时提供买菜、送药等帮扶救助,为老年人安享晚年幸福生活提供关怀和便利服务。

社区还建成了智慧服务大厅,配备智能体检机、金融自助终端等智能设施,为老年人提供健康体检、养老金查询取现等"线上 + 线下"服务,实现了让信息多跑路、老年人少跑腿,积极帮助老年人跨越"数字鸿沟"。

(四) 文化悦老——满足老年人精神需求,激发老年人反哺社会,展现向上向善、充满活力的夕阳红生活

社区建成"7+X"("7"即标准化文化活动室、电子阅览室、图书阅览室、棋牌室、健身室、多功能厅、文化体育活动广场;"X"即智慧服务大厅、志愿者实践馆、老年人日间照料中心等多个特色服务平台)综合文化活动中心,常年免费开放各活动部室,方便老年人随时娱乐活动;通过挖掘本地资源,打造传统文化馆、社区党史馆、根雕馆等,拓展了老年人文化交流学习项目和领域。

为满足老年人的健康锻炼需求,社区积极协调相关部门,将辖区内一条年久失修的河道路面进行整治,绿化道路、安装路灯,历时半年,依河建成一条约 2 000 米的环形健康步道和美丽的河流景观,深受老年人喜爱。每天在健康步道锻炼的老年人来来往往,这条步道也成了柿树沟社区和一河之隔的炭科沟村城乡文化融合的健康路。"走,去社区广场跳舞""健康步道上锻炼去"……这些话成了王家河街道城乡群众的口头禅。

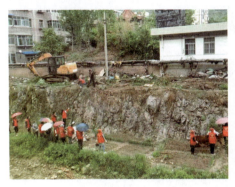
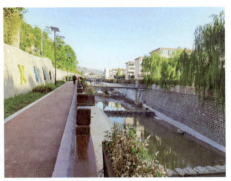

城乡健康步道建成前环境脏乱差　　　　　城乡健康步道建成后环境舒适

在满足老年人展现自我、丰富精神生活的需求上,社区引导成立了老年人书法协会、美夕阳模特队等文艺团队12个,这些队伍长年活跃在社区乃至全市各个惠民文化舞台,展现了老年人积极向上、老有所乐、老有所为的风采。

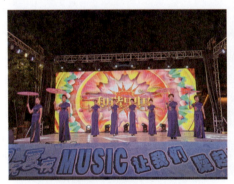
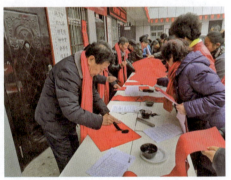

社区老年模特艺术团参加文艺演出　　　　社区老年书法协会成员为居民义写春联

三、特色实践出实效

(一) 探索建立"专业化＋社会化"老年服务网络

社区加强与养老中心、乡镇卫生院、社区卫生服务中心等机构联系,将社区日间照料和养老社会组织、医疗机构服务相结合,常年为有需要的老年人提供送餐、康复照顾以及专业护理、日间照料等服务。除了每年定期为65岁以上老年人开展免费体检、健康指导等,社区还加强医养结合与志愿服务工作,成立七彩柿树老年健康志愿服务队和空巢老人敲敲门志愿服务队,定期排查老年人生活困难,长期为行动不便、病残老年人提供上门照顾、代购、心理慰藉等服务。独居退伍老兵李大爷患癌卧病在床时,社区为其申请救助资金 8 000 余元,组织志愿者上门照顾,李大爷去世后社区协助料理后事,其儿子事后专程送来"热心服务百姓　百姓的贴心人"锦旗表达谢意。

(二) 引导建立"自我服务 + 社会服务"为老服务团队

社区成立了由 21 人组建的法律服务小分队,实施"四调一心"工作法,以民事调解为途径,以爱心帮扶为手段,协调化解老年人家庭、邻里、物业矛盾纠纷等,切实维护老年人的合法权益。近两年先后化解了房屋渗水引起的邻里纠纷、安装电梯产生的物业纠纷等老年人矛盾纠纷 16 件。

(三) 组织开展"文化惠老 + 特色关爱"为老服务活动

社区积极丰富文化建设内涵,组织开展"春节义写春联""端午粽香情浓送祝福""中秋节欢聚一堂话团圆""城乡欢庆重阳节"等一系列丰富多彩的爱老敬老活动。挖掘文化能人,发扬徐崇林、秦凤岗等全国最美家庭、三秦最美书香家庭等"五老"团队传帮带作用,带动更多老年人发挥余热参与社区文明建设。打造"家风馆""徐崇林书画室""秦凤岗文学馆""錾雕创客室"等特色文化平台,积极开展家风传承、文化交流、未成年人教育等文明实践活动。发动 12 名各领域优秀老年代表加入社区"柿树红"宣讲队,积极传播党的新思想新理论、弘扬红色文化、传承传统文化,2021 年荣获"铜川市全市基层理论宣讲先进集体"称号。

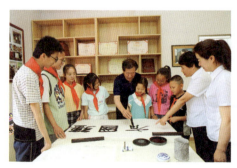

社区书法协会会长徐崇林老师暑期
教孩子们书法

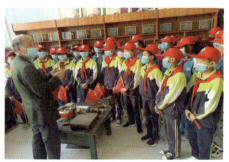

陕西非遗传承人李振华老师讲解
铜车马錾雕作品

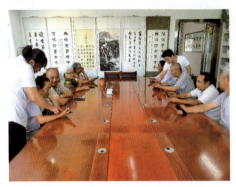

教老年人学习正确使用智能手机

同时,社区聚焦老年人现实需求,以文化宣传为手段,定期组织开展健康教育、文明家庭教育、法治教育等活动,通过入户宣传和邀请老年人到社区手把手开展智能手机培训等方式,积极开展"八五"普法、"反养老诈骗"宣传,增强老年人的自我保护意识,护牢养老"钱袋子"。

专家点评

柿树沟社区以党建引领,积极探索"健康伴老、解忧为老、智慧助老、文化悦老"的"4+"为老服务新模式,全力打造全国示范性老年友好型社区,创建和谐有序、健康向上、充满活力的老年友好幸福家园。柿树沟社区构建了多元共创、协同增效的老年友好型社区治理与服务体系,在居家医养试点、道路翻修工程、智慧服务大厅、智能应急"一键呼叫"、"7+X"文化活动等方面进行了有益尝试,探索建立了"专业化＋社会化"老年服务网络和"自我服务＋社会服务"为老服务团队,产生了良好效果。这些做法值得推广与借鉴。

(点评专家:中国标准化研究院副研究员   侯非)

党建引领 一一得"颐"
守护老年人"稳稳的幸福"

甘肃省兰州市榆中县夏官营镇高墩营村

2021年,甘肃省兰州市榆中县夏官营镇高墩营村常住居民958户3 876人,其中60岁以上老年人656人,占总人口的17%。80岁以上高龄老人135人,占老年人的21%;计划生育奖励扶助老年人80人,占老年人的12%;残疾老人28人,占老年人的4%。针对社区老年人面临的实际困难,高墩营村党支部因地制宜,积极探索出了"党建引领 一一得'颐' 守护老年人'稳稳的幸福'"的养老、敬老、爱老经验。

一、"一人一档""党员联户"阳光行动确保"家门口"安心养老

高墩营村党总支在夏官营镇党委的指导下,对全村656名60岁以上的老年人分类造册,逐一建档,做到对村里老年人状况心中有数。

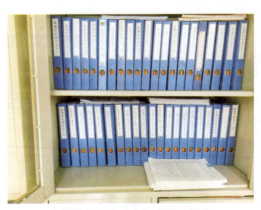

高墩营村卫生室老年人健康档案

通过创新开展"党员联户"阳光行动,由 15 名村两委成员联系帮扶高龄老人 135 人,签订助力夕阳红民情联系卡,建立关爱老年人民情联系制度,每年开展入户走访 12 次,除为老年人宣讲政策法规、化解矛盾纠纷、纾难帮扶解困外,还负责帮办实事,年累计化解矛盾纠纷 53 例,帮办实事 232 件。

为进一步提升全村养老服务水平,高墩营村党总支积极对接夏官营镇社工站和县青年志愿者协会,引入专业社工力量和青年志愿服务,探索"社工 + 志愿服务"全新模式,重点为全村分散供养特困老人、孤寡老人、空巢老人、失能老人及经济困难老人提供"四个一"(即每周探视一次,每周打扫卫生一次,每半月清洗衣物一次,每月理发一次)及"六助"(助洁、助浴、助医、助餐、助行、助急)服务,并为有需求的老年人提供情绪疏导、精神慰藉、社会参与、代际沟通等服务,让老年人享受社会改革发展的文明成果,不断增强老年人幸福感。

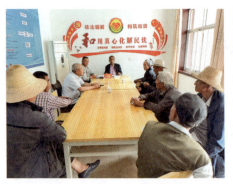 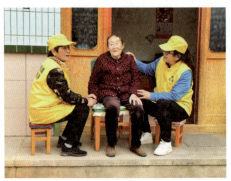

高墩营村党总支书记为村民调解土地纠纷 志愿者在特困老人家中与老年人亲切交谈

村党总支与县医院、夏官营镇卫生院联合,在高墩营村定期开展老年人健康检查、咨询,提供预防、诊断、治疗、康复保健为一体的医疗服务。

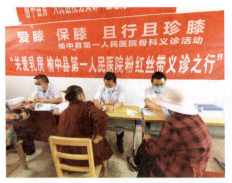 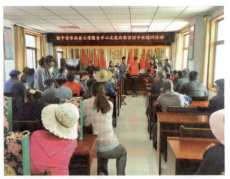

高墩营村党总支邀请县医院专家开展 夏官营镇社工站走进高墩营村开展
进基层健康义诊活动 中秋节慰问老年人活动

二、"一院一家""老年协会"携手打造"庭院式"幸福养老

高墩营村先后建成互助老人幸福院(省级示范社区日间照料中心)和"乐龄之家",室内各类休闲服务场所应有尽有,室外布置着重打造小桥流水、绿树成荫的环境。"一院一家"为全村老年人提供生活照料、文化娱乐、健康管理、公益救助等服务,成为老年人茶余饭后、娱乐休憩的好去处。

积极发挥村老年协会的作用,开展老年人相互走访探望、拉家常、生活帮扶等服务,组建老年秧歌队、秦腔自乐班、棋牌麻将、书画剪纸等老年文体娱乐团队共计60人,开展积极健康向上的文化活动,既陶冶了情操,又丰富了文化活动。每年活动时间(农忙除外)至少8个月,开展活动至少32场次,活动参与人数达到85%以上。

三、"一节一活动""红色管家"模式营造"参与式"友好养老

高墩营村党总支积极探索村委会、村老年协会"多方共议"的"红色管家"模式,让一批优秀老党员利用自己积累的知识、技能和经验为全村发展出谋划策,发挥余热,带动更多老年人充分参与全村建设发展。以环境卫生整治和倡导节俭为抓手,劝导村民操办丧葬仪式时不燃放烟花爆竹;以防火和文明祭扫为抓手,鼓励引导村民清明、冬至祭祀时用鲜花替代烧纸;以维护治安、禁毒禁赌为抓手,教育村民摒弃赌博、吸毒等不良恶习;以文化下乡和秦腔演出为抓手,开展群众喜闻乐见的文艺活动,寓教于乐,弘扬正能量,提升精气神,让和谐淳朴的德治民风逐渐在村民心里扎根。

每逢元旦、春节、端午、中秋、国庆、重阳等重要节假日,组织开展有益于老年人身心健康的文娱活动。特别值得一提的是,村党总支把疫情防控、防范电信诈骗等宣传活动与康养讲座和志愿者服务相结合,通过宣传提高老年人识别和防范电信诈骗能力,帮助村里老年人挽回养老诈骗损失3.2万元。

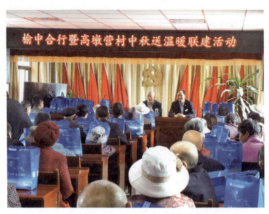

支部联建"中秋送温暖"活动

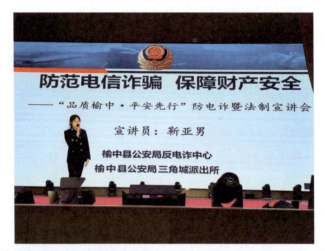

高墩营村邀请县公安局反电诈中心同志宣传防范电信诈骗等知识

四、"一检一改""科技智能"适老改造"传统式"居家养老

为确保特困老人居有所安,村老年协会定期对独居、空巢、留守、失能半失能、重残、计划生育特殊老年人家庭开展用水、用电、取暖设施安全检查,排除安全隐患,为老年人营造一个安心舒适的生活环境。2021年积极协调县民政局为全村92户经济困难和失能老年人家庭实施居家适老化改造,重点对老年人住所安装闪光振动门铃、配置防压疮垫、采购手杖等。居家改造一小步,生活提升一大步,居家适老化改造得到全村村民的广泛好评。

倚老不卖老、模范带头早! 已年过 70 岁的"老书记"钱其峰自 2000 年担任村党支部书记以来,始终把敬老爱老助老工作摆在突出位置常抓不懈,时时处处以身作则,发挥榜样作用,带领全村上下形成了孝老敬老的良好风尚。

通过示范性老年友好型社区建设,高墩营村已从昔日的默默无闻,发展成为集管理有序、服务完善、文明祥和、幸福美丽为一体的"新农村、新农民、新生活"。以党建为引领,凝聚服务力量,积极探索建立老年友好型社区创建工作模式和长效机制,切实增强全村老年人的获得感、幸福感、安全感。高墩营村先后获得"全国文明村""基层群众自治示范村""全国示范性老年友好型社区"等荣誉称号。"老书记"钱其峰也先后获得了 2016 年全国"敬老爱老助老模范人物"、2020 年兰州市首届"新时代最美乡贤"、2020 年兰州市"最美五老"、2021 年甘肃省第一批"最美人物"等荣誉称号。

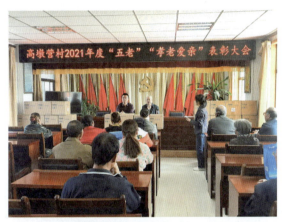

高墩营村"五老""孝老爱亲"表彰大会

专家点评 - ➤

甘肃省兰州市夏官营镇高墩营村,结合自身行政村老年人及高龄老人较多的特点,二十年如一日,坚持不辍,以党建为引领,用心挖掘辖区内多层次的为老服务资源,凝心聚力,探索建立老年友好型社区的"四个一"建设模式:

一人一档:对全村 60 岁以上的老年人分类造册,逐一建档,包括老年人的基本信息、体检结果、针对性的服务记录等资料。

一院一家:建成互助老人幸福院、"乐龄之家",为全村老年人提供生活照料、文化娱乐、健康管理、公益救助等服务。

一节一活动：以文化下乡和秦腔演出为抓手，在元旦、春节、端午、中秋、国庆、重阳等重要节假日期间，举办老年群众喜闻乐见的文艺活动，丰富老年人精神文化生活。

一检一改：为独居、空巢、留守、失能半失能、重残、计划生育特殊家庭老年人进行居家现况检查，及时实施适老化改造，如安装闪光振动门铃、配置防压疮垫、配置手杖等。

这些措施的推行，改善了老年人的物质及精神生活，切实增强了全村老年人的获得感、幸福感、安全感，具有很好的借鉴意义。

（点评专家：江苏省疾病预防控制中心主任医师　李小宁
浙江省疾病预防控制中心健康教育所所长 / 副主任医师　张雪海）

多样化暖心服务　助力老年人共享美好生活

青海省西宁市城西区文汇路街道文亭巷社区

文亭巷社区位于西宁市城西区海湖新区,成立于2015年,设有一站式服务大厅,有藏族、回族等18个少数民族,属多民族聚居社区。2021年年底,社区总人口达22 769人,其中60岁以上老年人2 971人,占总人口的13.05%;70岁以上老年人770人,占老年人总数的25.92%。为有效提升老年人生活质量,社区围绕老年人需求日益多样化的实际,针对出行设施不便利、部分政策落实不到位、老年精神生活不丰富、使用智能手机存在困难等问题,着力提升为老服务水平,切实增强老年人的获得感、幸福感、安全感。

一、健全基层组织,党建引领社区治理

在"四方联动""周六议事会"等基层治理机制基础上,成立"楼长联合会",选聘30名骨干楼长,补充专职网格员,进一步完善社区党委、小区党支部、楼栋党小组、党员中心户为一体的治理体系,打造"15分钟党建服务圈",2017年建立"民情档案"45篇,2019年建立"一对一"结对走访6对。健全完善穿警服的社区副书记职责,建立"线上＋线下"红袖标志愿者巡逻队伍,截至2021年年底成立志愿者队伍24支,招募志愿者362名,通过构建"小区＋社区＋街道"三级"报平安平台",实现全天候线下巡逻、线上舆情监督治理体系。2021年以来,共开展济弱扶困、文明劝导、关爱义诊等志愿服务45次,解决老年群众

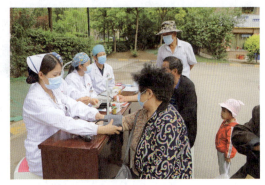

社区组织医疗卫生专家为辖区老年人
开展义诊活动

"急难愁盼"的操心事、烦心事 83 件。

二、完善基础服务,营造友好生活环境

(一) 加强生活环境改造

2017 年以来,社区开展安全消防教育宣传活动、消防安全应急演练和消防培训讲座等 40 余次,对各类场所开展安全隐患排查整改。针对玉树小区老年人出行不便情况,引进老旧小区改造项目,2021 年加装 24 部电梯便利出行;开展居家适老化改造,2018 年以来为 7 户老年人家庭安装卫生间无障碍器具和智能门铃。

(二) 落实涉老惠老政策

每年为 570 余名 70 岁以上老年人发放高龄补贴。引进两家专业社会组织,2021 年为 61 名独居空巢老年人提供心理慰藉、电话陪伴和生活关爱服务;2020 年以来,累计为老年人提供助餐、助浴、助医等居家养老服务 1 110 余次。落实家庭医生签约服务,2020 年与 1 538 名老年人签订协议,2018 年以来为 1 050 名老年人开展免费健康体检。

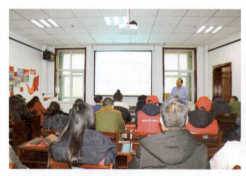

社区邀请省环保厅专家开展环保知识讲座

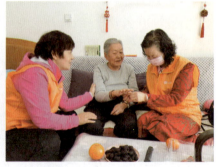

社会组织工作人员上门开展辖区
独居老年人陪伴活动

(三) 畅通社会参与渠道

搭建"文亭流动大舞台",成立老年活动室 13 家、健身锻炼场所 19 处,开展锅庄舞、书法比赛等。自发成立 7 支老年合唱团、舞蹈队和模特队等,丰富

精神文化生活。加大"五老"队伍建设,组建"河道巡查员""红袖标志愿队",鼓励老年人奉献社会。80 岁的宋爷爷自豪地说:"社区特别注重基层党建,我还被邀请给大家讲过党史,也算是发挥余热了。"2019 年以来,社区为 110 余位老年人办理意外伤害保险,有效降低意外风险。2017 年以来,依托老年法律服务站为 10 名老年人提供法律咨询服务。

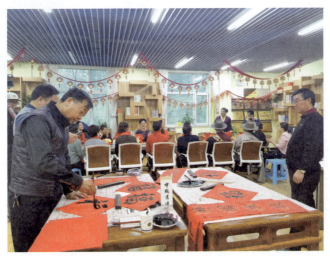

社区组织辖区老年人开展"迎新年　展未来"文艺联欢活动

(四) 弘扬孝亲敬老美德

　　每年评选"五星级文明户""文亭名人堂""好家风家庭""石榴籽幸福家庭"等上百户,2021 年 9 户老年人家庭被评为模范典型家庭。

2017 年以来,结合春节、重阳节等节日,组织老年人登山徒步、茶话娱乐等活动300 余次。常态化走访空巢、高龄等老年人,每年走访慰问 50 余户老年人,每月电话问候 20 多户独居空巢老年人,及时掌握老年人生活状况。

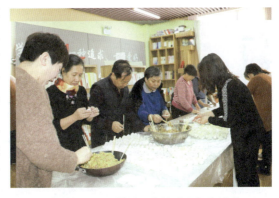

"情暖冬至　融情社区"关爱老年人活动

(五) 科技助老智慧创新

开展"手机端上门认证"亲情化服务,2020 年助力 2 734 名企业退休老年人在家完成养老保险认证。2021 年为 8 名阿尔茨海默病患者发放"黄手环",方便辖区居民扫描二维码查询家属联系方式,在老年人走失后及时送回。针对电信网络诈骗、保健品购买诈骗等,2021 年开展 5 场专题讲座和 5 场主题演出,提高老年人防范意识。

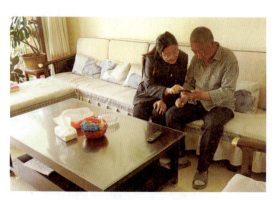

社区工作人员上门为老年人提供养老保险待遇资格认证服务

三、打造特色服务,有效提升质量水平

(一) "家门口"的爱老幸福食堂

设立 3 家爱老幸福食堂,由中央厨房统一配餐,邀请专业营养师制定营养均衡、惠民价廉的食谱。2021 年以来,每天为辖区 130 名老年人和 30 名重度残疾人提供爱心午餐。在原有"配餐式"基础上,增加"点餐式""自助式"和"互助式"服务,老年人可根据自身喜好选择。"家门口的爱老幸福食堂,可以让我们走路不超过 5 分钟就能吃上舒心的热乎菜。"说起社区这项贴心服务,文亭巷社区 66 岁的郜奶奶幸福感满满,"每天吃饭的老年人挺多的,种类也多,饭菜挺可口……我年纪大了,不仅有幸福和睦的小家庭,更有社区这个和睦大家庭为我们服务,这不就是双倍的幸福嘛!"

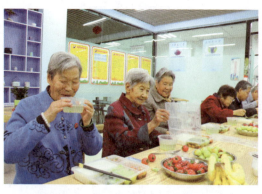

社区老年人在爱老幸福食堂愉快用餐

（二）群众"需求库"对接"资源库"

创新整合资源,建立辖区"资源库"和群众"需求库",开展党员认领"微心愿"活动,帮助群众解决"急难愁盼"问题。年近八旬的王阿姨平时一个人住,社区工作人员小崔很不放心,"我结对帮扶的王阿姨很快就会有智能手机了,回头我教她用,这样我也能随时了解她的生活情况。"缺智能手机的需求被列入了群众"需求库",很快辖区内西宁市人民检察院机关党委认领了这个需求,买手机的事情被提上日程。2021年以来,社区党员认领"微心愿"58条,帮助老年人解决日常生活问题,也为辖区党群密切联系提供了有效途径,"和睦文亭"的外延逐渐扩大。

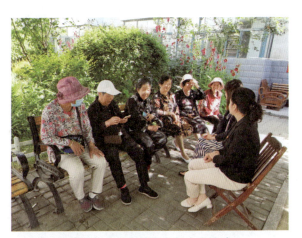

社区工作人员与辖区老年人交流谈心

（三）设立"民族事务服务窗口"

针对少数民族人口占比较高实际,社区推出服务居民新举措——设立"民族事务服务窗口",招募5名汉藏双语政策宣讲员,专人开展翻译解答,现场畅通为民服务渠道,并与社区干部、党员成立"一家亲宣讲服务团",入户开展"送政策""送服务"惠民政策宣讲活动,按照"特急处理""紧急处理""常规处理"三类形式对群众需求进行分类,建立清单逐个销号,不断提升少数民族群众获得感。"我在玉树生活工作了半辈子,退休回到西宁居住,开始还担心会不习惯省城生活,与邻居相处有困难。没想到,这种顾虑根本就是多余的。"一位藏族老年人说,"社区无论发什么宣传资料都会准备汉语和多种民族文字版本,工作人员也经常开展各类活动促进居民团结和交流,提升我们的幸福感。"

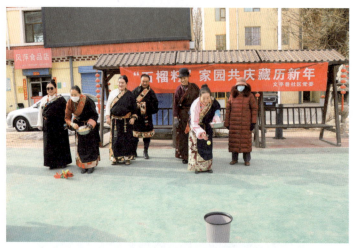

社区开展"石榴籽"家园共庆藏历新年趣味运动会

专家点评

　　青海省西宁市城西区文汇路街道文亭巷社区是一个多民族聚居、老年人口日趋增多的社区。社区紧紧围绕老年人多样化需求,切实增强老年人的幸福感、安全感、获得感。积极与民政、住建等部门协调,紧贴老年人日常生活中的烦心事、操心事,不断改善社区环境和生活设施,建立家门口的爱老幸福食堂,组织关爱老年人的各类活动,设立汉藏双语民族事务窗口,将群众生活的"需求库"有效对接辖区"资源库",让服务更加便利、政策更为贴心,以有限的资金实现为老服务效益的最大化。由于立足老年人的需求,提升服务活动的水平,丰富老年人的活动内容,使老年人真正"老有所养、老有所为、老有所依、老有所乐",得到了社区老年人的普遍认可和满意。

（点评专家：国家卫生健康委宣传司原巡视员　王华宁
中国健康教育中心原副主任／教授　陶茂萱）

"四化"齐发力　打造老年关怀新模式

宁夏回族自治区石嘴山市大武口区青山街道团结社区

石嘴山市大武口区青山街道团结社区地处城市中心,辖区面积4.2平方公里。辖区内现有居民3 843户9 506人,60岁以上老年人1 329人,约占辖区总人口的14%,其中城镇"三无"老人3人,失能失智老人39人,空巢老人236人,独居老人148人,残疾老人12人。近年来,团结社区坚持以提高老年人生活品质为出发点,满足老年人多方面需求,紧紧围绕"以家之名,以心相待,共建温暖团结"的工作目标,以规范化、社会化、特色化、便捷化为抓手,统筹推进老年友好型社区建设,让所有老年人拥有幸福美满的老年。

一、党建引领普惠化,"养老"重"为老"

(一) 抓组织,建机制,积极推进示范建设

团结社区成立由社区党委书记为组长,社区"两委"成员、业委会委员、物业服务企业负责人以及居民代表为成员的创建工作领导小组,定期召开专题会议研究部署相关工作,确定1名社区居委会委员、2名助老员专职负责老龄工作,将党建制度与老龄工作融合。

(二) 抓建设,强基础,全力打造健康环境

积极争取各方资金,累计投入220万元,按照为老服务标准建成1 800平方米日间照料服务中心,配套设置日间照料室、助浴室、餐厅(含配餐室)、医疗保健室、康复训练室、心理疏导室、阅览室、网络室、多功能活动室、书画室、棋牌室、洗衣房、卫生间等17间功能室,每年拨付10万元专项经费保障日常运转。社区设有平整安全的步行道路,人车分流,照明设施完好,标识清晰明确,小区主要出入口都留有空地供救护车等专用车辆停放,最大限度保证老

年人的出行安全。

（三）抓资源，重共建，提升为老服务水平

以社区党委为核心，整合市委党校、市政工程管理所、绿化队、联通公司等10家驻地单位优势资源，成立社区联合党委，建立资源清单、项目清单、需求清单，党支部认领任务项目3个，党员认领物业管家、绿地认领、矛盾调解等各类任务岗位120余个，协调解决涉及树木修剪、路灯亮化、食品安全、绿地补植等各类民生事项45件。定期联合消防大队、市场监管所、城管中队等部门对餐饮服务场所、商户、车棚等重点场所开展安全隐患排查。每季度开展消防、防灾减灾、应急事故培训演练，有效提升辖区居民自救意识。组建由社区党员、志愿者和社区片警组成的义务巡逻队，建立巡逻记录簿，2021年共收集治安动态200余条。

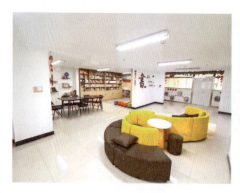

社区内部设有供老年人休闲的
多功能活动室

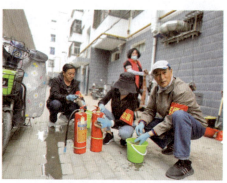

由社区党员、离退休老同志组成的志愿者
队伍开展日常安全巡查

二、整合服务综合化，"养老"重"享老"

（一）"十助"服务做足精细篇

连接餐饮企业、医养结合机构、宁夏义工联合会等社会资源，推进社区、社工、社会组织、社区志愿者"四社"联动机制。依托社区日间照料服务中心，餐饮公司为老年人提供助餐、助浴、助医、助洁、助急、助行、助购、助乐、助聊、助学"十助"服务。宁夏义工联合会制订针对高龄、残疾老年人开展一帮一结对服务的"七个一"行动计划，即每天打一个问候电话，每周了解一次身体、生活

状况,帮老年人做一次饭,打扫一次卫生,洗一次衣服被褥,购买一次生活必需品,解决一个急难问题。三年来惠及辖区老年人 550 人次。

(二)"养生讲堂"做细健康篇

以社区健康小屋为依托,联合社区卫生服务站开展"相约午后"中医理疗服务;联系医养结合机构开展家庭医生会诊室,每月第二周的星期五为辖区困难、高龄老年人进行上门义诊服务;组织患者或患者家属开展交流讨论;每季度开设一次健康讲堂,邀请自治区第五人民医院医疗专家开展合理膳食、规范用药等方面的健康知识讲座,实现了老年人"15 分钟健康圈"。

(三)"60 为 80"做实互助篇

团结社区组织开展"长者嘉年华"养老社工服务项目,组建"60 为 80"志愿服务队,引导退休且身体健康的低龄老年人为年老体弱的高龄老年人服务。已组建"60 为 80"一对一、多对一结对互助组 23 对,志愿者常年坚持上门为老年人、残疾人、优抚对象提供服务,组织开展卫生清理、心理疏导、生活照料等活动 185 人次。

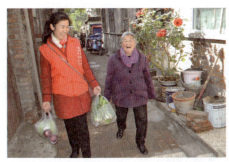
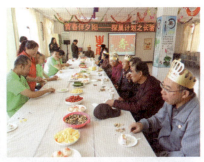
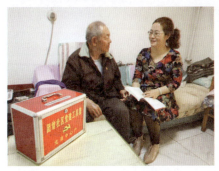
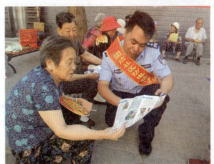

助购、助餐、助聊、助学等"十助"服务

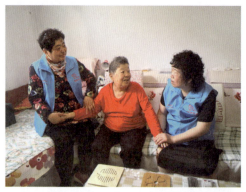

"60 为 80"志愿服务队上门为高龄老年人服务

三、特色项目品牌化，"养老"重"乐老"

(一)"爱心敲门"送便利

团结社区成立"爱心敲门""义修哥""剪义族""健康行""针功夫"等7支特色志愿服务队，开展个性化服务。对社区的空巢、独居老年人主要采取网格服务团队结对帮扶，志愿者以定期约定方式，通过每日电话问询、每周或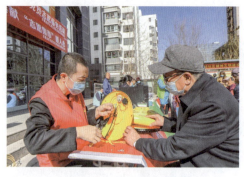定期上门走访服务，敲门看看、帮忙干干、与老年人聊聊天，消除空巢、独居老年人精神上的孤寂。实施"爱在邻里 互帮互助"特别行动，开展社区邻里节等活动，三年来举办各类主题活动45场，开展爱心敲门856次、上门关爱服务活动430人次。

"义修哥"为老年人维修小家电

(二)"金色夕阳"做奉献

团结社区发挥老年群体优势资源，组建老年志愿者队伍。设立社区建设顾问岗、义务巡逻岗、文明传播岗、政策宣传岗、民情收集岗、爱心互助岗等12个岗位，开展认岗定责，组织活动30余次。开办"青字号"小课桌，举办"爷爷奶奶一堂课"，邀请辖区抗战老兵、退役军人、道德模范开展道德实践、法制教育、手工制作、健康教育、安全教育等课外知识培训 45 次，直接受益青少年达百余人。

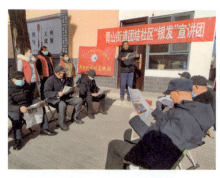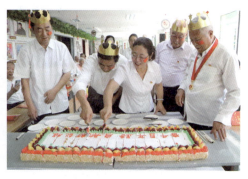

发挥老年群体优势，开展理论政策宣讲　　建党百年组织党龄 50 周年党员过"政治生日"

（三）"和事佬"促和谐

团结社区广泛吸纳一批关心社区建设、有威望的老党员、老干部参与调解工作，组建"和事佬"矛盾纠纷调解队伍，充分借助他们人头熟、情况明、社会经历丰富的优势，为矛盾纠纷的第一时间发现、上报和化解提供了有利条件，成功化解麻将噪声扰民、地下室养狗扰民、暖气不热、环境卫生不洁等各类事件 195 件。

（四）"文化大院"享欢乐

团结社区筛选播放红色经典电影和教育专题片，打造百姓微影院，不断丰富老年人精神生活；开展书法、绘画、刺绣、剪纸、编织等才艺大比拼活动；组织老年文艺队自编自演群口快板《赞美家乡石嘴山》、三句半《社区就是咱们的家》等一批优秀节目，在重大节日进网格、进军营、进学校、进敬老院、进工地等演出，通过文艺宣传活动，倡导广大居民争当孝老模范，共建幸福家庭。

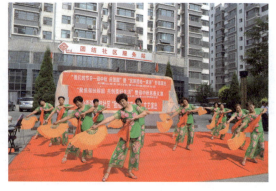

文艺演出为老年朋友搭建"最炫舞台"

四、智慧养老便捷化，"养老"重"尊老"

(一) 依托平台，提升幸福感

团结社区依托"互联网＋网格"社会治理综合平台，为辖区老年人开展寻访提醒服务，借助健康检测与康复设备一体机建立健康大数据管理平台，为辖区老年人提供慢性病管理服务。开展家庭医生签约服务，针对长期卧病在床、行动不便的老年人，走进居民家中问诊、查病、建档，定期开展健康体检、按摩护理等服务。

(二) 优化资源，增强获得感

团结社区为辖区高龄、独居老年人家中安装智能摄像头，方便家人和社工远程看护，摄像头直接连接社区呼叫应答中心。为有需求和意愿的老年人提供住所适老化改造，安装扶手、紧急报警设备等设施。对独居、空巢、失能、重残、计划生育特殊老年人上门检查家用设施，排除安全隐患，并进一步建立社区防火和紧急救援网络，完善老年人住宅防火和紧急救援救助功能。

(三) 智能助老，增强安全感

开展智能手机与老年生活手机应用专题讲座，讲解手机的基础图标以及功能认知、手机流量等，指导老年人手机购买车票、医院挂号等便捷生活的应用，助力老年人玩转掌上生活，畅享互联网时代的资源与便利。团结社区为6位患轻度阿尔茨海默病的老年人发放智能终端，终端具备定位功能，子女设置电子围栏后，老年人超出活动区域就会自动报警，解决了老年人与亲属的即时联系难题。

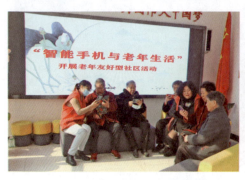

志愿者指导老年人使用智能手机

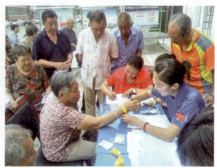

为患有轻度阿尔茨海默病的老年人
佩戴防走失手环

(四) 智慧聚老，提升充实感

团结社区依托智慧健康大讲堂定期为居民提供防诈骗知识讲座、健康预防保健、健康知识咨询、法律维权、生活情趣培育等微讲堂和体检、义诊、理发等服务。科普宣传平台"科普 V 视"提供视听欣赏、科普体验等专用空间。图书室设置数字资源共享室，提供数字文化休闲服务。

专家点评 - ➤

团结社区老年友好型社区创建以党建引领，实现了覆盖普惠化、服务综合化、项目品牌化、智慧便捷化的建设目标。立足社区党建，采用资源共享、部门联合、任务清单等多重措施，形成社区共建共用共享的老年友好型社区发展机制。围绕老年人多元化、多层次需求，从"老有所养"到"老有所为"，打造"医、养、康、乐、餐、学、安、助"多功能健康养老综合性服务环境，开发"爱心敲门、金色夕阳、和事佬、文化大院"等项目，充分发挥老年人的功能，塑造老年友好型社区发展品牌。团结社区的老年友好型社区建设不仅是西部地区的一面旗帜，特色发展和建设经验也值得其他区域借鉴和学习。

（点评专家：北京社会管理职业学院（民政部培训中心）

老年福祉学院院长／副教授　屠其雷）

"党建 + 为老服务"
用心用情编织社区养老"幸福网"

新疆维吾尔自治区克拉玛依市独山子区第十一社区

新疆维吾尔自治区克拉玛依市独山子区第十一社区建于 1996 年,位于独山子区新、老城区交界处,常住居民 3 582 人,其中 60 岁以上老年人 1 061 人,占比近三分之一,是典型的老龄化社区。近年来,第十一社区立足辖区实际,充分发挥社区"大党委"作用,建立幸福网格,组建多元为老服务队伍,开办老年学堂、阳光菜园、长者食堂等项目,开展智慧助老、"健康 E 站"、"码"上帮您等活动,满足老年人多样化的养老需求,提升社区为老服务能力和水平。

一、"三种模式"建强为老服务队伍

(一)"党员包干"模式

第十一社区积极梳理老年人诉求形成"爱心名单",通过"红色家园"APP下单志愿服务项目形成"心愿清单","红细胞"党员接单认领老年人诉求形成"幸福账单",通过党组织"三单"快速反应机制,架起党和群众的连心桥。自"红色家园"上线以来,第十一社区党员共接单关爱老年人类别的微心愿 200余条。

(二)"志愿者服务"模式

第十一社区志愿服务队搭建"爱心联络群",线上定期对老年人进行电话谈心,发布温馨提示。线下则开展"心系 11"心理关爱服务、"律师进社区"法务咨询服务、"两代表一委员"纾难解困服务,深入老年人家庭了解情况,使关爱助老更加精准。第十一社区共建立了 8 支志愿者服务团队,近一年来举办爱心志愿活动 82 场,拓宽为老服务领域,宣传为老服务精神,也吸引了更多居民参与为老志愿活动。

(三)"点对点关爱"模式

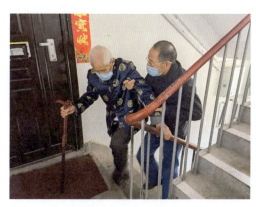

党员先锋"点对点关爱"

第十一社区搭建幸福网格,创新困难老年人关爱包联责任制,建立多支关爱帮扶小组,实现对辖区困难老年人一对一帮扶。小组日常开展拉家常、过生日、送餐上门、家政服务等系列爱心活动,形成"网格一长三员＋'红细胞'党员＋志愿者"多元联动服务体系。积极做好老年群体的动态管理工作,对失能、独居、孤寡老年人做到应保尽保。

二、多元服务满足老年人养老需求

(一)"长者食堂"送便利

"这里的饭菜不仅价格实惠,味道也很不错!"张大爷忍不住开口称赞。临近中午,位于第十一社区院内的"长者食堂"开始热闹起来,不少头发花白、步履蹒跚的老年人有说有笑地走进大厅,在社工的帮助下找到位置坐好,互相聊着家常。

部分老年人行动不便,买菜做饭都困难,子女们都忙着上班也无暇照顾,吃饭问题难以解决。第十一社区委托社工站承接社区老年人餐饮服务项目,按照"好吃、不贵、有人情味"原则,在社区办起了"长者食堂",就近为老年居民提供营养、干净、价廉的饭菜。对于不方便外

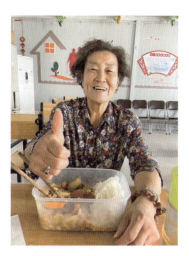

"长者食堂"得到居民好评

出用餐的老年居民,社区组织社工、志愿者开展送餐上门服务,让他们足不出户也能吃到新鲜可口的热乎饭菜。

(二)"阳光菜园"送温暖

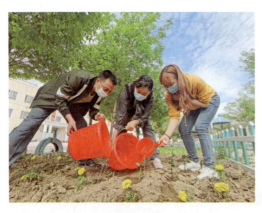

阳光菜园

"阿姨,这个菜苗怎么种啊？""你看,铺完薄膜后,要用土把薄膜两边压实,这样种子才能更快发芽。"周阿姨满脸笑容地拎着菜苗,边挖土边与志愿者聊着,"我家孙子喜欢吃西红柿,老头子喜欢吃黄瓜,我再种点儿青辣子,一家人都高兴。"

第十一社区在日常走访中发现,辖区内多处绿地被老年人用来开垦种菜,此行为不仅违反了绿化管理规定,也成了文明城市环境美化中的"牛皮癣"。为此,第十一社区积极联系"大党委"成员单位天天幼儿园,利用园内空地孵化出"阳光菜园"项目,供居民种植喜爱的果蔬,享受种植的乐趣和丰收的幸福。"阳光菜园"产出的富余蔬菜将作为礼物,为社区的困难居民送上一份爱心,为社区服务治理增添了一抹暖色。

(三)"家庭医生"送健康

第十一社区积极配合社区卫生服务中心,通过家庭医生签约服务,定期为辖区老年人提供健康状况评估,同时为高龄、失能、行动不便的老年人提供上门体检服务。截至2021年年底,第十一社区老年群体签约数量已达400余人,提前发现和缓解各类疾病70余起,做到了无病早防、有病早治。

(四)"老年学堂"送认同

在老年学堂,战叔叔笑着说:"我退休了,可人不能闲下来,人一闲就要出问题,以前都是自己玩,一会儿就没意思了,家里人也不理解,这老年学堂办得可真好,我不但有了去处,家里人也放心让我来。"

第十一社区积极回应"老年居民闲不下来,想要就近发展兴趣爱好、丰富文娱生活"的愿望,开设了第十一社区"老年学堂",充分满足老年人多样化

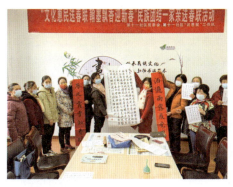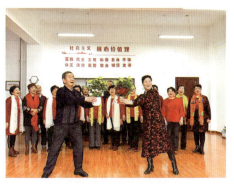

老年学堂——书法课　　　　　　　　老年学堂——合唱课

的学习需求,提升老年人生活品质、促进开展文化养老。经过筛选,社区聘请了辖区 25 名有文艺特长的居民骨干担任授课教师,还积极邀请社会各领域的专业教师前来授课。至 2021 年已开设根雕、手工等 9 项课程,努力把"老年学堂"办成老年人"终身学习的校园、晚年生活的乐园、温馨和谐的家园"。

三、开启智能养老新方向

(一) 智能腕表保平安

第十一社区积极与社工站开展合作,在社区内设置智慧居家养老平台,为老年人建立电子档案,发放智能腕表,根据老年人的需求联系就近社工,提供家政、护理、就医等服务。平台实时监测穿戴智能腕表老年人的身体状况,如发现心跳、脉搏异常等突发情况,可一键呼叫或自动报警。

自平台使用以来,共计发放并投入使用智能腕表 114 部,用户均为第十一社区高龄、失能、独居、孤寡老年人,其中 90% 以上患有心脑血管疾病等慢性病,日均在线率达到 80%,平台通过对心率、血氧、血压、体温等数据实时监测并预警,有效监护率达 90%。自 2021 年使用以来,累计收到求助及异常信息 174 条,其中正常波动预警 95 次,危险性预警 37 次,需求工单处理 42 次,通过腕表智能监测及预警,有效降低了老年人发生意外的风险,逐步实现了对老年特殊群体的监护与保障。

(二) "健康 E 站"保健康

为了提升老年居民的就医体验,第十一社区深入挖掘医疗资源,积极争取上级部门、行业部门的支持,在社区设立"健康 E 站"线上诊疗远程医疗设备,供居民免费使用。该系统可以为居民免费测量血压、血糖,依托"智慧居家养老平台"实时上传测量数据进行评估。该系统整合了三甲医院各科室的专家力量,每天有30余名专家在线值班,共有400余位老年人通过"健康E站"进行在线诊疗,确保了老年人"生活有人问、困难有人帮、生病有人理"。

(三)"码"上帮您保安心

为了缓解老年人频繁走失的现状,第十一社区贴心为辖区170余位高龄及失智老年人发放了防走失二维码。二维码内集合了老年人身份信息、子女联系电话、社区网格员联系方式、社区民警联系方式及社区"红细胞"党员和志愿者名单等内容,帮助走失老年人快速得到救助,营造更有温度的社会助老氛围,得到了广大居民的一致好评。

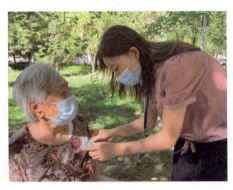

为老年人佩戴防走失二维码

第十一社区以党建引领基层治理为着力点,立足辖区老年人的实际需求,积极引导多元主体参与为老服务,提升为老服务质量和科技水平,让老年人充分得到认同与尊重,使辖区老年人"老有所养、老有所为、老有所乐"。

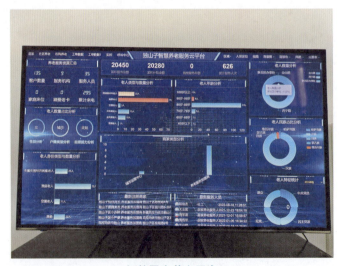

智慧居家养老平台

专家点评

　　克拉玛依市独山子区第十一社区在老年友好型社区创建工作中坚持党建引领，社区党员主动担当，多元主体参与为老服务工作，满足社区老年人健康、法务、家政和精神文化等多方面需求，形成多元养老模式，真正做到"应老人之所需，解老人之所难"，老年友好型社区建设成绩显著，了却老年人心愿，保障老年人健康，提高社区居民的获得感和幸福感。长者食堂、阳光菜园、老年学堂和社区健康服务等是第十一社区老年"幸福网"的关键节点，是社区老年友好的具体体现，也体现了第十一社区从关键细节入手抓好老年人健康教育场所和老年健康管理的重要性，用细节管理凸显工作成效，为全国其他地区老年友好型社区创建提供了有价值的参考。

（点评专家：四川省疾病预防控制中心主任技师　刘兆炜）

打造幸福宜居环境　护航幸福晚年生活

新疆生产建设兵团第一师阿拉尔市幸福路街道新苑社区

新疆生产建设兵团第一师阿拉尔市幸福路街道新苑社区于 2011 年 4 月成立,辖区总面积近 3.5 平方公里。辖区内共有 4 个商住一体庭院化小区,3 个家属院,管理服务居民 5 402 户共计 14 840 人,常住人口 6 855 人。60 岁以上老年人 1 189 人,占辖区总人数的 8.01%,其中残疾 6 人、独居 24 人、失能失智 9 人、失独 2 人。

新苑社区以老年人需求为导向,增强社区硬实力、软实力,探索与第三方养老机构合作模式,不断提高为老服务质量,提升老年人获得感、幸福感、安全感。

一、统筹资源,升级活动阵地,让老年人走进来

(一) 不断完善养老服务“硬”设施

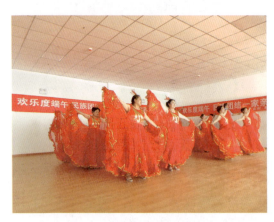

“俏夕阳”社区舞蹈队在老干部活动中心
为端午节活动献舞

社区居民马阿姨像往常一样来到老年活动中心,十几个队友已经在这里等候了。“我一直就爱跳舞,之前我们小区没有场地,只能去别的小区跳,”马阿姨说,“自从小区老年活动中心建了这个 200 多平方米的舞蹈室,姐妹们天天都可以来跳舞,风吹不着,雨淋不着,冬暖夏凉,孙子还可以放到舞蹈室的儿童活动区,解决了我们的后顾之

忧,我感到非常的幸福。"

新苑社区在幸福路街道党工委的领导下,在现有社区党群服务中心、社区卫生服务中心、网格党支部等服务阵地的基础上,不断完善养老服务"硬"设施。在户外增设健身器材6套、运动场地1处、休闲凉亭2处、休闲长椅80余处、休闲桌椅20余处,满足了老年人的不同需求。投入40余万元改造2000余平方米的金鲁学府老年活动中心及日间照料中心,合理规划"六室一场一厨"(办公室、日间休息室、图书阅览室、康复训练室、多功能活动室、棋牌室、室外健身场、厨房)等设施,为老年人居家养老、聊天交友、休闲娱乐提供了舒适安全的环境。建设乒乓球室、舞蹈室、书画室、阅览室等,拓展了老年活动阵地。

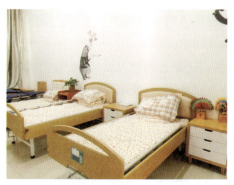

金鲁学府日间照料中心休息室

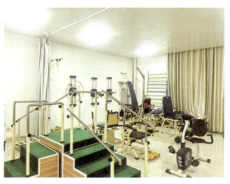

金鲁学府日间照料中心康复室

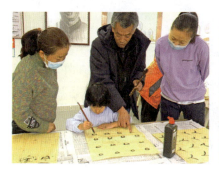

开展假日学校,组织老年书法爱好者
给假期学校学生教授书法

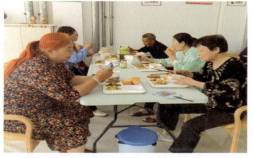

金鲁学府日间照料中心为老年人配餐

(二)不断升级养老服务"软"能力

在民政局的大力支持下,积极引进第三方养老机构入驻日间照料中心,设立配餐、健康管理、理疗等项目,开展各类文化活动、健康讲座等为老服务

30 余次,家庭医生签约 418 人,服务老年人 700 余人。在老年人看来,日间照料中心是他们的第二个家,是"没有围墙的养老院",在得到照料的同时,又可以每天回家,和家人一起享受天伦之乐。

二、以老助老,扩大社会参与,让老年人走出去

(一)精细化网格管理,不断提升为老服务质量

新苑社区以 200~250 户为一个网格,共划分 28 个网格,成立由社区党支部书记任队长,网格员、物业工作人员、辖区老党员、小区楼栋长、社会组织志愿者为成员的为老志愿服务队,为老年人提供更精细的服务,并形成四级为老服务工作网络,即社区党支部为老服务领导小组、社区为老服务志愿队、楼栋为老服务志愿小组和老年居民家庭。网格员定期去网格内孤寡、独居、空巢老人家里敲敲门,发生的紧急状况都能得到及时处理,为老年人在外打拼的子女解决后顾之忧,为独居、孤寡、空巢老人拉起了一条"关爱底线"。精细的网格服务,提升了为老服务的质量和效率,成为社区为老服务工作的坚实基础。

"马爷爷,您这是干吗去呀?"一大早社区网格员小杜遇见了行色匆匆的

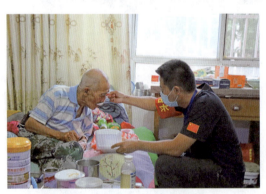

网格员上门为行动不便老年人服务

老党员马爷爷,原来马爷爷去唐爷爷家串门时,发现唐爷爷降压药吃完了,正帮忙去买。唐爷爷是马爷爷两年前开始照顾的对象,独居多年,子女在外地,两年前摔伤后行动不便,马爷爷就主动担负起照顾工作,隔三岔五地买些蔬菜水果、日用品,做饭、打扫卫生。

新苑社区共有 177 栋楼453 个单元,为充分发动居民参与社会治理,共发动楼栋长 297 人,其中 50 岁以上楼栋长 226 人,占总人数的 76%。从 2019 年起,社区建立"银发志愿服务队",参加的志愿者以 60 多岁的"年轻老人"为主,服务对象为空巢、重度残疾、失独老人,服务内容包括代购、代缴费、陪聊等。"在社区,我们总受大家的照顾,但我们也能发挥余热,参与志愿服务活动,做一些力所能及的事。"

一些社区的老年人不甘心只被志愿者照顾,也加入志愿服务队伍中,实现结对帮扶互助养老。

(二) 丰富文娱活动,打造美好晚年文化生活

结合文明城市创建工作,常态化开展周三爱国卫生运动,动员楼栋长以楼栋为单位全方位清理卫生死角,组织为老服务队前往辖区失能、失智、独居老人家中提供清洁服务,营造干净整洁的人居环境。组织开展周六志愿服务活动,邀请有特长、有爱好的老年人走出家庭,来到社区,开展书法绘画分享会、红歌故事会等娱乐活动;组建了 2 支老年舞蹈队共 46 人,排练戏曲、小品、舞蹈等 20 个节目,经常在元旦、端午、中秋等中华民族传统节日活动中见到他们繁忙的身影。

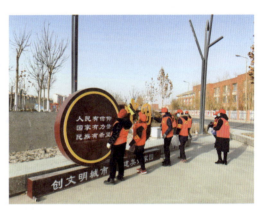

社区组织楼栋长开展保卫胡杨河行动,
清理胡杨河沿线卫生

"每次遇到时令节点,我们社区还会组织不同的文化主题活动,真正让老年人老有所乐。"新苑社区党总支部王书记说,新苑社区今后将继续对养老资源进行优化配置,让老年人充分享受科技养老带来的便捷和舒适,提升养老服务品质,打通社区居家养老服务"最后一米"。

专家点评

新疆生产建设兵团第一师阿拉尔市幸福路街道新苑社区为老服务形成了网格化、常态化、制度化,为独居、孤寡、空巢老人拉起了一条"关爱底线"。社区老年人老有所依、老有所乐,提升了老年人的幸福感、安全感!

社区引进第三方养老机构入驻日间照料中心,设置供餐、健康讲座、健康管理,组织各类文化活动,建设成"没有围墙的养老院",社区老年人在得到日间照料的同时,又可以每天回家,和家人一起享受天伦之乐,这种做法值得推广。

（点评专家:贵州省疾病预防控制中心主任医师　周萌雯）